MOBIWELL
VERLAG

DR. MED. ALEJANDRO JUNGER

CLEAN DARM

Das revolutionäre Darmsanierungsprogramm nach den CLEAN-Prinzipien

Dr. med. Alejandro Junger
CLEAN DARM

Titel der Originalausgabe: „Clean Gut"

Deutsche Erstausgabe, 2016

Deutsche Übersetzung: Peter Hieß
Illustrationen: Robert Pereida
Korrektur: Daniel Wagner
Umschlaggestaltung: Gabriel Reinert
Layout: Inna Kralovyetts
Druck: Westkreuzdruckerei Ahrens KG Berlin/Bonn

MOBIWELL VERLAG

www.mobiwell.com

ISBN 978-3-944887-16-6

HAFTUNGSAUSSCHLUSS

Dieses Buch enthält Tipps und Informationen zur Gesundheitsvorsorge. Es sollte den Rat eines Arztes oder anderer Gesundheitsexperten nur ergänzen – keinesfalls ersetzen. Wenn Sie wissen oder vermuten, dass Sie ein gesundheitliches Problem haben, empfehlen wir Ihnen, Ihren Hausarzt aufzusuchen, bevor Sie sich auf ein Gesundheitsprogramm oder eine alternative Behandlung einlassen. Sollten Sie vorhaben, mit dem CLEAN-Programm zur Darmsanierung zu beginnen, dann fragen Sie bitte vorher Ihren Arzt, ob sich dieses Programm für Sie eignet. Führen Sie das CLEAN DARM-Programm nicht durch, wenn Sie unter 18 Jahre alt, schwanger beziehungsweise in der Stillzeit sind oder wenn Sie eine Allergie gegen eines der im vorliegenden Buch behandelten Nahrungsergänzungsmittel haben.

Die in diesem Buch gemachten Angaben sind zum Zeitpunkt der Drucklegung nach bestem Wissen und Gewissen korrekt. Weder der Verlag noch der Autor übernehmen die Haftung für medizinische Folgen aller Art, die sich durch die Anwendung der im vorliegenden Buch vorgeschlagenen Methoden ergeben.

Ich widme dieses Buch Carla,
meiner Frau und Seelengefährtin.
Cuka, mein Herz liegt in deinen Händen –
und es könnte in keinen besseren liegen.
Ich liebe dich.

Inhalt

Kapitel 1

Die Hauptursache von Krankheiten

Meine erste Lektion in guter Medizin erhielt ich im Knabenalter in Uruguay, dem Land meiner Herkunft, viele Jahre vor Beginn meines Medizinstudiums. Sie stammte von einem Menschen, den man ansonsten kaum mit diesem Thema in Verbindung bringen würde. Ich folgte in dieser Zeit stets einem Gärtner namens Fermin über unser Grundstück, wenn er sich um die Pflanzen kümmerte. Und mir fiel auf, dass er beim Anblick eines kranken Baums die meiste Zeit damit zubrachte, die Wurzeln und den umliegenden Boden einer genauen Prüfung zu unterziehen. Auf die Blätter warf er nur einen kurzen Blick. Nach seiner Inspektion stellte er einen Plan auf: mehr oder weniger Wasser, Dünger, Mittel zur Schädlingsbekämpfung oder irgendeine andere Maßnahme aus seinem Gärtnerrepertoire. Ich fragte mich jedes Mal, warum er seine Zeit da unten bei den Wurzeln verschwendete, wenn das Problem doch eindeutig oben an den Blättern lag. Ich hatte es doch direkt vor Augen!

Als ich Fermin fragte, warum ihn die Wurzeln so interessierten, lächelte er und sagte: „Mein Junge, so hat die Natur das geregelt. Ob ein Baum gesund oder krank ist, hängt zuallererst von seinen Wurzeln ab." Wenn ich mich recht erinnere, dachte ich mir damals nur „Jaja, schon gut!" – aber andererseits sprachen die Resultate von Fermins Methode für sich. Die meisten Probleme löste er tatsächlich, indem er sie an der Wurzel anging; danach waren auch die Blätter wieder üppig und grün. Fermin war ein guter Gärtner und ein weiser Mann.

Warum ich seine Erkenntnisse als meine erste Lektion in guter Medizin bezeichne? Ganz einfach: Nach acht Jahren Medizinstudium, sechs Ausbildungs- und fünfzehn Berufsjahren bin ich zum Schluss gekommen, dass gute Medizin dem guten Gärtnern sehr ähnlich ist. Stellen Sie sich vor, Sie haben einen Baum, den Sie sehr schätzen. Eines Tages bemerken Sie, dass sich seine Blätter braun verfärbt haben. Wahrscheinlich werden sie ziemlich bald verwelken und dann abfallen. Also rufen Sie einen Fachmann, der die Blätter genau untersucht und dann empfiehlt, dass Sie sie grün anmalen und wieder an den Zweigen ankleben sollen, damit der Baum wenigstens so aussieht, als wäre er gesund. Diese Idee würde jeder normal denkende Mensch für verrückt halten. Wenn Sie wollen, dass Ihr Baum wirklich wieder gesund wird, können Sie das Problem nicht einfach vertuschen, sondern müssen es an der Wurzel anpacken. Und wie Fermin so richtig sagte: Meistens steckt das Problem auch in den Wurzeln.

Als ich studierte, ging der Trend in der modernen Medizin immer mehr zur Spezialisierung. Die Ärzte wurden Experten für ein bestimmtes Organ und später sogar nur noch für einen Teil eines Organs. Der technische Fortschritt machte es möglich, Problemzonen zu erkennen und sie zu behandeln. Der wissenschaftliche Fortschritt war absolut faszinierend, und die meisten Menschen hatten Hochachtung vor der ärztlichen Tätigkeit. Das Ironische an all den medizinischen Erfolgen war jedoch, dass wir nur gelernt hatten, die Blätter besser anzumalen. Darin waren wir weit besser geworden als die imaginären Gärtner, die braune Blätter grün bemalten. Wir schnitten ganze Äste ab und ersetzten sie durch gesündere. Oder wir bastelten überhaupt gleich künstliche Äste und Blätter. Wir wurden so gut darin, einzelne Erkrankungen und Symptome zu bekämpfen, dass wir darüber ganz vergaßen, nach ihren Ursachen zu forschen.

Als Beispiel dafür kann die Reaktion der Ärzteschaft auf Entzündungen dienen. Als ich 1998 meine Ausbildung zum Kardiologen abgeschlossen hatte, fand die Forschung gerade heraus, dass sämtliche chronischen Erkrankungen – unabhängig davon, wie unterschiedlich sie auf den ersten Blick aussehen oder wo im Körper sie auftreten mögen – eines gemeinsam haben: Entzündungen. Die Schulmedizin hatte somit die Entzündung als Vorläufer von Erkrankungen identifiziert und setzte alles daran, sie zu bekämpfen. Entzündungen wurden so zur „aktuell angesagten" Krankheit, über die hunderte Artikel, Studien und Bücher verfasst wurden und zu deren Behandlung ganze Industrien entstanden. Tatsächlich ließ sich auf diese Art das Leid vieler Menschen lindern – doch Entzündungen sind trotzdem nur das erste Symptom einer Erkrankung. Ihre intensive Bekämpfung ist nur ein weiteres Beispiel dafür, wie die moderne Medizin versucht, einzelne Blätter kräftig und grün zu halten, während die Pflanze abstirbt. Wir müssen das Problem nach wie vor an der Wurzel anpacken und seine wahre Ursache bekämpfen.

Genau das will CLEAN DARM – mein CLEAN-Programm zur Darmreinigung. Vor einer chronischen Erkrankung steht die Entzündung, doch vor der Entzündung kommt immer die Fehlfunktion des Darms. Eine entzündungshemmende Therapie kann dagegen helfen, aber erst eine Reparatur des Darms geht der Sache auf den Grund.

Auf den folgenden Seiten werde ich darlegen, wie Ihr allgemeiner Gesundheitszustand mit einer bestimmten Körperregion – dem Darm – zusammenhängt. Zudem werde ich erklären, wie fast alle chronischen Erkrankungen ihren Ursprung im Darm haben. Sie werden erkennen, wie die meisten der

„Krankheiten", die heute in geradezu epidemischem Ausmaß diagnostiziert werden – von Herzerkrankungen über Krebs, Autoimmunerkrankungen, Schlaflosigkeit, Depression, Asthma und Diabetes bis hin zu Arthritis – auf einen verletzten und gereizten Darm zurückgeführt werden können.

Auch wenn bei Ihnen keine spezielle Erkrankung diagnostiziert wurde, könnten viele der leichten Beschwerden, an denen Sie leiden – zum Beispiel Müdigkeit, Schmerzen und Wehwehchen, Allergien, Stimmungsschwankungen, verminderte Libido, Mund- und unangenehmer Körpergeruch, Ekzeme oder Verstopfung – in direktem Zusammenhang mit einer Fehlfunktion des Darms stehen. Dazu kommt, dass ein beschädigter Darm Sie vorzeitig altern lässt. Solche Symptome werden zwar oft auf die unvermeidlichen Abnutzungserscheinungen eines alternden Körpers zurückgeführt, haben aber im Endeffekt direkt mit dem Zustand Ihres Darms zu tun und können durch ein Darm-Reparaturprogramm geheilt werden.

In Wirklichkeit haben die meisten gesundheitlichen Probleme, mit denen die Menschheit heute zu kämpfen hat, mit einem angegriffenen, lädierten Darm zu tun. Daher ist es besonders wichtig, diese lebenswichtige Information und die dazugehörige Heilmethode möglichst vielen Menschen bekannt zu machen. Das CLEAN DARM-Programm ist eine bewährte Methode, um Krankheiten zu vermeiden, sein Leben wieder selbst in die Hand zu nehmen und wirklich gesund zu werden.

In meinem ersten Buch „Clean" habe ich erläutert, warum die giftigen Chemikalien, denen wir täglich ausgesetzt sind, sowie die toxischen Lebensumstände, die wir selbst schaffen, für viele unserer gesundheitlichen Probleme verantwortlich sind. Dies sind Tatsachen, denen sich keiner von uns entziehen kann – heute noch weniger als je zuvor. Die meisten Menschen können einen großen Nutzen daraus ziehen, wenn sie begreifen, wie man die Entgiftungsorgane und -systeme des Körpers aktiviert und tatkräftig unterstützt. Das dreiwöchige CLEAN-Reinigungsprogramm hat tausenden Lesern bei diesem Vorhaben geholfen.

In „Clean Darm" möchte ich ein äußerst wirksames neues Programm vorstellen, das jedem Leser die Mittel an die Hand gibt, präventiv gegen Krankheiten vorzugehen, sie zu bekämpfen und ihre Hauptursache zu beseitigen. Wir müssen nicht erst krank werden, um wieder gesund sein zu können. Lassen Sie mich diesen Satz näher erläutern: Die am weitesten verbreiteten Giftstoffe nehmen wir mit der Nahrung zu uns; daher ist es der Darm, der die toxische Hauptlast zu tragen hat. Sogar Giftstoffe, die über die Haut oder die Lunge aufgenommen werden, tragen früher oder später dazu bei, Chaos im Darm anzurichten. Sie brauchen nur in einer beliebigen amerikanischen Stadt mit ungefiltertem Wasser zu duschen, und schon gelangt eine bestimmte Menge Chlor in Ihren Blutkreislauf und danach in die Darmschleimhaut, wo es sich negativ auf die guten Darmbakterien auswirkt. Tatsache ist eben, dass unser heutiger Alltag ganz und gar nicht darmfreundlich ist.

Es steht auch fest, dass der allgemeine Gesundheitszustand der Menschheit in einer Krise steckt. Wir sind krank und werden immer kränker. Jeder leidet an irgendwelchen Beschwerden, muss Untersuchungen über sich ergehen lassen, nimmt rezeptfreie und/oder vom Arzt verordnete Medikamente zu sich. Die Häufigkeit chronischer Erkrankungen nimmt stetig zu. Bei viel zu vielen Menschen werden viel zu viele Krankheiten diagnostiziert. Die Sache ist längst außer Kontrolle geraten. Als ich noch Medizin studierte, wurde ich immer wieder mit krebskranken Patienten konfrontiert, aber in meinem privaten Umfeld trat Krebs nicht auf. Heute haben jedoch viele meiner Freunde Krebs, und bei noch viel mehr Menschen aus meinem Bekanntenkreis wird eine Krebserkrankung diagnostiziert. Krankheiten, die in den 1980er Jahren noch relativ selten waren – wie etwa Autoimmunerkrankungen – sind heute zu weltweiten Epidemien geworden.

Doch nicht nur der allgemeine menschliche Gesundheitszustand steckt in einer tiefen Krise, sondern auch unser gesamtes Gesundheitssystem, das bald zusammenbrechen dürfte. Die Ärzteschaft findet nichts dabei, Diagnosen zu stellen, kostspielige Untersuchungen anzuordnen und dann Radikaloperationen oder Kombinationen aus rezeptpflichtigen Medikamenten zu verschreiben, um Symptome unter Kontrolle zu bringen. Diese Chemiecocktails schaffen es auch tatsächlich häufig, Symptome zu unterdrücken, sind aber gleichzeitig oft ziemlich toxisch. So kommt es, dass selbst von fähigen Ärzten verordnete Behandlungen in vielen Fällen zu neuen gesundheitlichen Problemen und manchmal sogar zum Tod führen.

Die Einnahme praktischer Pillen, die gegen Symptome wirken, ähnelt sehr der Methode, braune Blätter an einem kranken Baum grün anzumalen. Das ist nichts anderes als schlechte Gartenarbeit; zudem funktioniert es nicht. Ich habe mich mit Menschen aus aller Welt unterhalten, die mit dem derzeitigen Zustand der Schulmedizin höchst unzufrieden sind. Sie sind von ihren Ärzten enttäuscht und über den Mangel an Informationen und dauerhaften echten Lösungen verärgert. Man hat uns beigebracht, Ärzten zu vertrauen und von neuen wissenschaftlichen Erkenntnissen fasziniert zu sein. Doch die Dankbarkeit und das blinde Vertrauen, die wir der Ärzteschaft entgegenbringen, beginnen bereits abzuflauen.

Noch immer gibt es viele Menschen, die meinen, dass nur deshalb mehr und mehr Erkrankungen erkannt werden, weil der wissenschaftliche und technische Fortschritt immer bessere Diagnosen erlaubt. Doch es ist zu einfach, den derzeitigen Zustand der medizinischen Versorgung zu akzeptieren und anzunehmen, dass wir ohne die aktuelle Schulmedizin wahrscheinlich viel schlechter dran wären. Wir alle sollen daran glauben, dass Krankheiten auf eine Kombination aus Pech und schlechten Genen zurückgehen und dass sie ausbrechen, wenn irgendetwas im Körper falsch läuft.

Symptome werden zu Syndromen zusammengefasst, die dann einer Krankheitssystematik untergeordnet werden. Häufig ist eine ganze Reihe von Laboruntersuchungen nötig, um eine Diagnose zu bestätigen. Die Behandlung erfolgt normalerweise mit einer genormten Methode, die in den meisten Fällen Operationen und Medikamente umfasst. Es geht nicht darum, welcher Patient an einer speziellen Erkrankung leidet, sondern welche spezielle Erkrankung ein Patient hat. Die moderne Medizin sieht für ein und dieselbe Diagnose immer dieselbe Behandlungsmethode vor, unabhängig vom Individuum.

Dabei muss das alles gar nicht so sein. Wenn wir uns auf die Darmgesundheit konzentrieren, können wir Erkrankungen an der Wurzel anpacken, sie auf diese Art beseitigen und unsere Gesundheit auf lange Sicht erhalten. Auch wenn Sie mein auf Entgiftung ausgerichtetes CLEAN-Programm angewandt und bereits die meisten toxischen Chemikalien aus Ihrem Leben entfernt haben, ist es sehr wahrscheinlich, dass Ihr Darm nach wie vor reparaturbedürftig ist. Selbst biologisch angebaute, chemiefreie Nahrungsmittel können die Darmgesundheit beeinträchtigen, wenn man sie in der falschen Kombination, Häufigkeit oder Menge konsumiert. Bestimmte Lebensmittel – zum Beispiel Zucker, Koffein und Milchprodukte – könnten bisher unerkannte toxische Auslöser sein, die zu einer ganzen Kaskade von Reaktionen führen, durch die Ihre Gesundheit „von den Wurzeln her“ mehr und mehr untergraben wird.

All diese negativen und toxischen Einflüsse stören den Darm. Es reicht nicht, sich einfach auf eine „gesunde“ Ernährungsweise umzustellen. Man muss vielmehr besondere Maßnahmen treffen und ganz spezifische Bedingungen schaffen, um dem Körper bei seiner Selbstreparatur behilflich zu sein. Genau das tun wir ja auch mit anderen Organen unseres Körpers, wenn sie so geschädigt sind, dass eine „natürliche Selbstheilung“ nicht mehr möglich ist.

Der Begriff „Darm“ ist in der Ärzteschaft nur ungenau definiert; häufig wird er nur zur Bezeichnung unserer Eingeweide verwendet. In meinem Sprachgebrauch bedeutet er allerdings viel mehr als den Verdauungstrakt des Körpers; für mich gehören die lebenden Organismen innerhalb des Darms, die Darmflora sowie das Immun- und Nervensystem in den Darmwänden und ihrer Umgebung ebenfalls dazu. Der Körper unterscheidet nicht zwischen diesen Bestandteilen, und wir sollten das auch nicht tun. Es sind alle die erwähnten

Organe und Gewebe, aus denen sich der Darm – eine der komplexesten und wichtigsten Strukturen unseres Körpers – zusammensetzt. Ihre Gesundheit und Ihr Wohlbefinden hängen davon ab, dass diese Bestandteile so gut wie möglich und auf unvorstellbar viele Arten zusammenwirken. Es ist ganz einfach: Wenn Sie begreifen, wie Ihr Darm funktioniert, wie Sie ihn reparieren und pflegen können, dann werden Sie eine dynamische, lang anhaltende Gesundheit erlangen.

Der Darm erfüllt für den Körper notwendige Funktionen. Seine verschiedenen Organe arbeiten zwar autonom, stehen aber über Nerven und Hormone permanent miteinander in Verbindung. Ein gutes oder weniger gutes Funktionieren des Darms wirkt sich direkt und indirekt auf jede einzelne Körperzelle aus – von denen tief im Knochenmark bis zu Haut- und Haarzellen an der Außenseite des Körpers. Es kommt häufig vor, dass Funktionsstörungen im Darm Symptome an den unwahrscheinlichsten Körperstellen hervorrufen, zum Beispiel einen Hautausschlag. Bemerken Sie einen solchen Ausschlag, dann gehen Sie zum Hautarzt. Und weil der Ausschlag etwas ist, das man sehen und angreifen kann, wird der Hautarzt sich höchstwahrscheinlich genau darauf konzentrieren und Ihnen eine Salbe dagegen sowie gegen den damit einhergehenden Juckreiz verschreiben. Mit anderen Worten: Er malt die braunen Blätter grün an. Und das ist nur eines von unzähligen Beispielen, wie eine Funktionsstörung im Darm sich als ein völlig anderes Symptom an einer anderen – scheinbar beliebigen – Körperstelle manifestiert. Ich sage meinen Patienten immer, dass der Darm der große Schwindler des Körpers ist und sich perfekt tarnen kann. Er hält fast jeden zum Narren, auch Ärzte und sogar Gastroenterologen. Er lässt sie glauben, dass mit ihm sowieso alles in Ordnung ist und das *wahre* Problem ganz woanders liegt.

Die Schulmedizin legt nach wie vor wenig bis gar keinen Wert auf die Art Darmgesundheit, von der im vorliegenden Buch die Rede ist. In der Gastroenterologie beschränkt sich die Vorsorge im Allgemeinen auf Koloskopien, mit denen Polypen, Divertikel usw. früh erkannt und entfernt werden sollen. Die Ärzteschaft sucht fortwährend nach Zusammenhängen zwischen bestimmten Organen und spezifischen Leiden, Erkrankungen und Erregern, ohne über die Rolle nachzudenken, die der Darm dabei spielt. Vielfach konzentriert sie sich auch auf jene Organe, deren Funktionieren unmittelbar überlebensnotwendig ist – zum Beispiel das Herz, das einfach weiterschlagen muss, die Nieren, die unser Blut filtern, oder das Gehirn, in dem die Neuronen feuern sollen. Die moderne Medizin ist weiterhin eine Industrie, die für jedes Wehwehchen ein Medikament anbietet – und das liegt daran, dass nur sehr wenige Ärzte genauer auf die Darmgesundheit achten. Doch wie das Geheimnis eines blühenden

Gartens in den Wurzeln seiner Pflanzen liegt, fängt die Gesundheit im Darm an, also sozusagen in den inneren Wurzeln des Körpers. Der Darm ist das Zentrum von Gesundheit, Krankheit und Dysfunktionen. Wenn Sie also herausfinden, warum Ihre Blätter sich – bildlich gesprochen – braun verfärben, lohnt es sich, einen genaueren Blick auf den Darm zu werfen.

Das CLEAN DARM-Programm wird Ihrem Körper dabei helfen, den Darm zu reparieren. Unabhängig von Ihrem aktuellen Gesundheitszustand werden Sie davon profitieren. Es baut auf den „vier Rs" der Funktionellen Medizin auf – „Remove" (Eliminieren/Weglassen), „Replace" (Ersetzen/Hinzufügen), „Reinoculate" (Neubesiedeln) und „Repair" (Reparieren) – und ist in zwei Phasen unterteilt. Die erste Phase besteht aus einer dreiwöchigen Diät, bei der es vor allem darum geht, leicht verdauliche und wenig Zucker enthaltende Nahrungsmittel zu sich zu nehmen und die Speisen wegzulassen, die zu Fehlfunktionen des Darms führen. Zu dieser Phase gehört auch die Einnahme von Nahrungsergänzungsmitteln, die bei jenen Aspekten der Darmsanierung behilflich sind, die Ihr Körper nicht allein bewältigen kann. Die zweite – und ausschlaggebende – Phase dauert sieben Tage und ist ein Wiedereinführungsprozess, bei dem festgestellt wird, welche Nahrungsmittel Ihnen am meisten schaden. Diese Allergie- bzw. „toxischen" Auslöser, wie ich sie nenne, müssen gefunden werden, um die Darmgesundheit völlig wiederherzustellen und zu erhalten. Zusammengenommen handelt es sich um ein umfassendes Programm, das Sie problemlos in Ihren Tagesablauf integrieren können und das in der Lage ist, jene Region Ihres Körpers zu heilen und wiederherzustellen, die im Alltagsleben am stärksten belastet ist: den Darm.

Wir alle spazieren mit beschädigten Därmen herum und haben die – mal stärker, mal weniger stark ausgeprägten – Konsequenzen für unseren momentanen und langfristigen Gesundheitszustand zu tragen. Wenn unser Darm nicht optimal funktioniert, haben wir nicht die geringste Chance, auf Dauer wirklich gesund zu sein. Reparieren wir den Darm jedoch und beseitigen so die Hauptursache der Krankheiten, dann werden schwere und leichtere Symptome verschwinden. Und dann erst werden wir merken, was wahre Gesundheit bedeutet und wie sie sich anfühlt.

Bei manchen mag sich die Veränderung in Form einer leichteren Besserung äußern, doch selbst die kann schon ein überwältigendes Gefühl sein. Jimmy, ein guter Freund von mir, lebt wirklich gesund, ernährt sich ausgewogen und bewegt sich regelmäßig. Laut eigener Aussage fühlt er sich immer großartig. Da er aber mein Freund ist, musste er sich immer wieder anhören, was ich bei vielen anderen Menschen beobachte. Das machte ihn neugierig und brachte ihn dazu, das CLEAN DARM-Programm selbst auszuprobieren. Danach schilderte er mir, dass er jetzt viel tiefer und langsamer atmen könne, die Luft in seiner Lunge sich frisch und neu anfühle und er so etwas noch nie erlebt habe. Er sagte auch, dass er sich nun viel wacher und bewusster fühle, dass ihm das bloße Atmen ein Gefühl der Zufriedenheit und Freude gäbe. Insgesamt könnte er so jede Minute des Tages besser und klarer erleben.

Für andere hat das Programm viel weitreichendere Folgen – zum Beispiel für Magdalena. Diese Frau hatte sich stets müde gefühlt und an vielen schwächenden Symptomen gelitten: einem trockenen Mund und ausgetrockneten Augen, Gelenkschmerzen, einige Wochen anhaltenden Mehrfachinfektionen und noch einigen mehr. Sie suchte deshalb etliche Ärzte auf, bis einer bei ihr die Immunerkrankung Morbus Adamantiades-Behçet diagnostizierte. Man teilte ihr mit, dass diese Krankheit bei ihr so weit fortgeschritten sei, dass als Behandlung nur Methotrexat – ein Chemotherapeutikum, das auch bei vielen Krebsarten eingesetzt wird – infrage komme. Die größte Angst jagte ihr dabei ein, dass dieses Medikament ihre Chancen, schwanger zu werden, erheblich reduzierte. Kurz nach Erhalt der Diagnose kontaktierte mich Magdalena aus Uruguay. Ich verordnete ihr versuchsweise mein CLEAN DARM-Programm, bevor sie die Behandlung mit Methotrexat beginnen sollte. Nach 21 Tagen waren die meisten ihrer Symptome entweder zur Gänze verschwunden oder hatten sich erheblich gebessert. Magdalena berichtete, dass sie sich nie zuvor so stark, so gut oder so gesund gefühlt hatte. Sie beschloss, die Therapie mit dem Chemotherapeutikum sein zu lassen und stattdessen zu versuchen, schwanger zu werden.

Ob wir nur die unvermeidlichen kleinen Schäden im Körper beseitigen oder Erkrankungen gleich an der Wurzel ausrotten – die Verbesserung der Darmgesundheit hat bei meinen Patienten stets dazu geführt, dass sie sich in einem zuvor unvorstellbaren Ausmaß gesünder und lebendiger fühlten. Der hier vorgestellte Ansatz zur Darmsanierung ist der wichtigste Teil meines ärztlichen Repertoires und hat vielen meiner Patienten in aller Welt sehr geholfen. Nun können auch Sie in den Genuss dieser Methode kommen, indem Sie einfach das in Kapitel 6 beschriebene CLEAN DARM-Programm durchführen. Machen Sie Ihren Darm wieder gesund und stoppen Sie Krankheiten bereits im Ansatz, direkt aus dem Bauch heraus!

So wie schon CLEAN nicht mit millionenschweren klinischen Studien oder durch die finanzielle Förderung eines Pharmaunternehmens aus der Taufe gehoben wurde, ist auch CLEAN DARM das Ergebnis meines persönlichen, spirituellen und beruflichen Werdegangs – einer Reise, die mich rund um die Welt führte, bis ich wieder dort landete, wo einst alles begonnen hatte: beim Gärtner Fermin und meiner ersten Lektion.

Kapitel 2

Patient, Lehrer und Arzt

Es war nicht etwa so, dass ich eines schönen Tages aufwachte und beschloss, mich als Arzt völlig neu zu erfinden. Ich suchte vielmehr verzweifelt nach einer Lösung für meine eigenen gesundheitlichen Probleme.

Nach einer anstrengenden Facharztausbildung am Beekman Downtown Hospital der New York University und einer äußerst strapaziösen Zusatzausbildung am Lenox Hill Hospital, wo ich während meiner nächtlichen Bereitschaftsdienste die kardiologische Intensivstation leitete, war ich gesundheitlich am Boden. Sechs Jahre schier endloser Arbeitstage, schlafloser Nächte und einer Ernährung, die ausschließlich aus Mikrowellen-Fertiggerichten und Fast Food bestand, hatten meinen körperlichen und seelischen Zustand ziemlich ruiniert. Ich war übergewichtig und dauernd erschöpft, litt an Depressionen und tausend Wehwehchen. Meine jahreszeitlich bedingten Allergien, die kurz nach meinem Umzug nach New York aufgetaucht waren, quälten mich mittlerweile das ganze Jahr hindurch. Ich musste dauernd niesen, verspürte Juckreiz, schniefte und hustete. Aus einer anfangs leichten Verstopfung – verursacht durch Schnellimbissgerichte, Automatensnacks, mitgebrachtes Essen der Krankenschwestern und Menüs aus der Krankenhauskantine – waren permanente Magenschmerzen, Bauchkrämpfe, Blähungen und heftige Durchfälle geworden, die manchmal schon wenige Minuten nach einer Mahlzeit auftraten. Wenn ich mich länger als ein paar Stunden in der Sonne aufhielt, bekam ich Blasen an den Lippen. Ich litt an Hämorrhoiden. An den meisten Tagen konnte ich nicht vernünftig arbeiten – und, um ehrlich zu sein, *wollte* ich auch gar nicht.

Ich stand kurz vor dem Aufgeben, also beschloss ich, meine Kollegen um Rat zu fragen. Ich suchte drei Fachärzte auf: einen Allergiespezialisten, einen Gastroenterologen und einen Psychiater. Das Ergebnis waren sieben rezeptpflichtige Medikamente für drei diagnostizierte Erkrankungen: schwere Allergien, Reizdarmsyndrom und Depression. Die bloße Vorstellung, für den Rest meines Lebens chemische Substanzen einnehmen zu müssen, nur um zu funktionieren, ergab keinen Sinn für mich. Daher begann ich außerhalb meiner Welt der Krankenhäuser und Arztpraxen nach Antworten zu suchen.

Dieser Weg führte mich zum ersten meiner drei Aha-Erlebnisse – meiner drei Schlüsselerkenntnisse über das Leben und die Gesundheit, die bis heute meinen ganzheitlichen Ansatz zu Medizin und Gesundheit beeinflussen.

Die Reise beginnt: Eine Vorschau auf das Erwachen

Da mein besorgniserregendstes Symptom die Depressionen waren, ging ich zu Therapeuten, psychologischen Beratern und Sozialarbeitern. Außerdem konsultierte ich Selbsthilfebücher von Nathaniel Branden, Gay Hendricks und Wayne Dyer sowie Shakti Gawains Werke über kreative Visualisierung. Meine Suche führte mich schließlich in eine Meditationsschule, wo ich lernte, dass man durch Meditation einen Zustand des ungestörten gegenwärtigen Erlebens erreichen kann – ein Gefühl dauerhaften Friedens. Während eines intensiven Wochenend-Meditationskurses bekam ich dort einen ersten Vorgeschmack auf diesen Zustand. Verantwortlich dafür war die Lehrerin der Schule, eine Inderin mit starker Ausstrahlung. Diese Frau vermittelt die Prinzipien der Meditation schon durch ihr praktisches Beispiel.

Im Rahmen des Wochenendkurses wechselten sich Chanting-Sitzungen mit ruhigen Meditationsübungen und Gesprächsrunden ab, bei denen die Studenten und die Mönche der Schule ihre persönlichen Erfahrungen austauschten. Ich nahm an allen diesen Stunden teil und versuchte, während der Meditationsübungen so gut wie möglich still zu meditieren. Doch es gelang mir nicht; ich schaffte es nicht einmal, ein paar Minuten lang mit geschlossenen Augen ruhig dazusitzen. In einer Gesprächsrunde berichtete ein französischer Student davon, wie Meditation sein Leben verändert hatte. Seine Geschichte ähnelte der meinen sehr. Als Kind war er fröhlich gewesen, doch später hatte sich sein Verstand verdunkelt und immer mehr negative, hektische Gedanken produziert. Während ich mich mit allem identifizieren konnte, was der Mann erzählte, passierte etwas sehr Seltsames: Plötzlich verdunkelte sich der Saal rund um mich, bis ich eine Art Tunnelblick hatte. Ich nahm nur noch das Gesicht des Franzosen wahr, das sich mir mehr und mehr näherte. Er sah mich direkt an und kam in meiner eingeengten Wahrnehmung immer näher, bis ich – zack! – auf einmal physisch mit ihm den Platz tauschte. Er war ich, und ich war er. Natürlich war ich nicht wirklich er, sondern erlebte nur alles von seinem Standpunkt aus, blickte aus seinen Augen und hatte meinen eigenen

Körper vor mir. Als er zu sprechen aufhörte und die anderen Anwesenden ihm applaudierten, kehrte ich mit einem Schlag in meinen Körper zurück und betrachtete nun wieder den Franzosen, der sich für den Applaus bedankte. Ich war der Meinung, kurz halluziniert zu haben.

Da ich sehr stark schwitzte, stand ich schnell auf und ging in die Kantine, um mich dort hinzusetzen, etwas zu trinken und wieder zu mir selbst zu finden. Prema, die der Schule schon lange angehörte, kam zu mir und fragte mich, ob alles in Ordnung sei, weil ich so blass aussähe. Ich erzählte ihr, was passiert war, und sie forderte mich auf, an der nächsten Chanting-Sitzung teilzunehmen. Als wir gerade auf dem Weg dorthin waren, kam uns in einem ansonsten leeren Korridor die Meditationslehrerin entgegen. Wir blieben alle drei stehen, und die Lehrerin blickte mir in die Augen. Sie fragte nach meinem Namen und meinem Beruf, und ich erzählte ihr von meiner Tätigkeit als Herzspezialist. „Aha, das Herz", sagte sie wissend und lächelte dabei. Dann schlug sie mir ohne ein weiteres Wort kurz gegen die Brust und ging weiter. Ich verlor daraufhin zuerst das Gefühl in den Füßen und dann im restlichen Körper. Vergangenheit, Gegenwart und Zukunft verschmolzen zu einem überwältigenden Gefühl der Ruhe, Freude und Zeitlosigkeit.

In diesem Augenblick erlebte ich meine spirituelle Wiedergeburt. Mein Bewusstsein war an allen Orten zugleich, und ich verspürte ein überwältigendes Gefühl des Friedens, wie ich es zuvor noch nie erlebt hatte. Dieses Gefühl schien eine Ewigkeit lang anzudauern, hielt aber in Wahrheit wahrscheinlich nicht einmal eine Minute lang an. Dann spürte ich jemanden an meiner Hand ziehen und bemerkte irgendwann, dass Prema an mir rüttelte und mich fragte, ob alles okay sei. Sie wischte mir die (Freuden-)Tränen aus dem Gesicht und führte mich in den Veranstaltungssaal zurück.

In den darauffolgenden zwei Wochen erlebte ich spontan zahlreiche ähnliche Episoden. Da ich unbedingt verstehen wollte, was da mit mir passierte, fuhr ich mehrmals zu der Schule zurück, um dort mit den Leuten zu sprechen, mir Videos anzusehen und Bücher aus der Bibliothek zu lesen. Alles deutete darauf hin, dass ich eine Vorschau darauf erlebt hatte, wie meine innere Göttlichkeit sich anfühlen würde. Wenn wir initiiert werden, erhalten wir Zutritt zu unserer geistigen Welt, weil die sich aufgerollte Kundalini-Energie am unteren Ende der Wirbelsäule zu entrollen beginnt und durch etwa 72.000 Energieleitbahnen – die Nadis, die unsere Chakren von unten nach oben verbinden – aufwärts drängt. Mit etwas Übung kann man so das spirituelle Bewusstsein erwachen lassen. Die Energie kommt schließlich im Kronenchakra an – dem Sahasrara oder Tor zum höheren Bewusstsein, in dem wir Klarheit erlangen und viel mehr erkennen können, als uns das mit unserer normalen Wahrnehmung möglich ist.

Etwa einen Monat nach meinem ersten Vorgeschmack auf einen gelassenen, vollständig präsenten Geist gab die Meditationsschule bekannt, dass sie in ihrer indischen Mutterschule einen Arzt benötigte. Dort wurde auf der Erste-Hilfe-Station ein neuer Mediziner gebraucht, da viele der Mönche krank wurden und der bisher dort tätige Arzt gekündigt hatte. Ich füllte das Bewerbungsformular aus und schickte es ab. Schon wenige Tage später erhielt ich eine Antwort: „Wann können Sie hier sein?“

■ ■ ■

Indien eröffnete mir eine gänzlich neue Welt, wörtlich und im übertragenen Sinne. Ich studierte dort nicht nur Meditation. Man führte mich an neue Heilmethoden heran und erweiterte mein Wissen über Yoga, Meditation, indische Philosophien und Spiritualität. Zudem leitete ich eine Klinik, in der Ärzte aus verschiedenen medizinischen Schulen tätig waren. Es gehörte zu meiner Arbeit, ein Team freiwilliger Gesundheitsfachkräfte aus aller Welt zu führen, die die vielen Schüler und Lehrkräfte dieser Meditationsschule behandelten. Wir setzten einen umgebauten Schulbus als fahrendes Krankenhaus ein und fuhren mit ihm in die umliegenden Dörfer. Diese kleinen Gemeinden gehören zu den ärmsten Orten des Planeten, und in ihnen wohnen massenhaft Patienten, die der Hilfe bedürfen. Es war eine der lohnendsten Tätigkeiten meines ganzen Lebens. Ich hätte sie nie entdeckt, wenn ich in den USA geblieben wäre und dort den traditionellen Karriereweg eines Facharztes beschritten hätte.

In Indien praktizierte ich zum ersten Mal integrative Medizin – zuvor hatte ich diesen Ausdruck nicht einmal gekannt – und fühlte mich dabei der Vorstellung vom Arztberuf, die ich in jungen Jahren gehabt hatte, viel näher. Die Praxis war dabei „integrativ“ im wahren Wortsinn, denn mein Team setzte sich nicht nur aus traditionell ausgebildeten Ärzten zusammen, wie ich einer bin. Ihm gehörten unter anderem Ayurveda-Ärzte, Experten für traditionelle chinesische Medizin, Krankenschwestern und -pfleger, Chiropraktiker, Massagetherapeuten, Akupunkteure, Handaufleger und Meditationslehrer an. Jeder von ihnen hatte einen etwas anderen Ansatz und eine andere Philosophie, und ich staunte über die vielen verschiedenen Methoden. Ich hörte anderen Ärzten zu, die mir ihren durchaus einleuchtenden Blickwinkel auf Krankheit und Gesundheit erläuterten, von dem ich in meiner Ausbildung nie etwas mitbekommen hatte. Ich sah, wie Patienten durch Kräuter, bestimmte Ernährungsweisen und Massage geheilt wurden. Naturgemäß gab es immer wieder auch Fälle, zu deren Behandlung die Methoden der westlichen Medizin – also Medikamente und Operationen – notwendig waren, doch je tiefer ich in das Umfeld der integrativen Medizin eintauchte, desto klarer wurde mir, dass Begriffe wie „alternative Heilmethoden“ oder „Schulmedizin“ keine Bedeutung haben. Es geht einzig und allein um den gesunden Menschenverstand. Wir suchten bei jedem unserer Patienten nach den Ursachen für ein Ungleichgewicht im Körper und versuchten dies dann zu beheben. Im Gegensatz zur westlichen Medizin taten wir aber mehr, als nur Symptome zu behandeln und sie unter Kontrolle zu bringen. Wir betrachteten den Körper als Ganzheit, beseitigten seine inneren Blockaden und gaben ihm das, was er brauchte, um in einen Zustand zurückzukehren, der der langfristigen Gesundheit förderlich war. In der Mehrzahl der Fälle sah ich, wie Menschen ihren Körper auch ohne Pillen wiederherstellen konnten. Eines unserer wichtigsten Werkzeuge dabei waren Nahrungsmittel. Ich begann erstmals den tieferen Sinn hinter dem alten Sprichwort zu begreifen, dass Nahrung Medizin ist. Wenn ich heute auf diese Zeit in Indien zurückblicke, dann erkenne ich, dass sie mich auf meine Erkenntnisse über die Bedeutung der Darmgesundheit für den allgemeinen Gesundheitszustand vorbereitet hat.

Mein Jahr in Indien hat mich, gelinde gesagt, völlig verwandelt. Ich sah danach keine Grenzen oder Schranken mehr zwischen „östlicher“ und „westlicher“ Medizin. Die Medizin unterteilte sich für mich nicht mehr in verschiedene Kategorien oder Denkschulen wie „Komplementär-“ oder „Schulmedizin“. Von diesem Zeitpunkt an fasste ich sämtliche medizinischen Traditionen und Verfahren unter dem Begriff der „unvoreingenommenen Medizin“ zusammen. Ziel eines Arztes sollte es sein, die besten Elemente aus jeder Tradition auszuwählen und diesen reichhaltigen Wissensschatz zum Wohle jedes einzelnen Patienten anzuwenden, indem man ihn als einzigartiges Individuum behandelt. Ich hatte aber nicht nur eine völlig neue Perspektive über den ärztlichen Beruf gewonnen, sondern mich auch körperlich verändert. Viele der physischen Beschwerden, die mich in Amerika geplagt hatten, waren besser geworden.

Nach meiner Rückkehr in die Vereinigten Staaten wollte ich meinen westlichen Kollegen über all das berichten, was ich erlebt und gelernt hatte. Ich hatte aber keine Ahnung, wie ich es angehen sollte. Also kehrte ich erstmal zu der Meditationsschule zurück, um in ihr eine Zeit lang als Arzt zu arbeiten. Dort wuchs meine Unschlüssigkeit allerdings weiter, weil ich erfuhr, dass die Schule ein neues Krankenhaus in Indien errichten wollte – und natürlich war es verlockend, an der Realisierung dieses Projekts in leitender Position mitzuarbeiten.

Außerdem war ich mir gar nicht mehr sicher, ob ich überhaupt noch Arzt sein wollte. Ich hatte ein wenig die Orientierung verloren. Wir schrieben das Jahr 1999, und ich war 35 Jahre alt. Ein Freund riet mir, mit der Meditationslehrerin über meine Zweifel zu reden, also bat ich um einen privaten Termin bei ihr. Vorher sollte ich allerdings noch mit einem der Mönche der Schule sprechen. Der fragte mich: „Es ist wunderbar, mit der Meisterin zu sprechen, aber wirst du auch ihren Anweisungen folgen?“ Ich kehrte in mein Zimmer zurück, um darüber nachzudenken und zu meditieren. Dabei erinnerte ich mich daran, was sie mit einem bloßen Schlag auf die Brust bei mir ausgelöst hatte, und zweifelte keinen Augenblick mehr an ihrer Glaubwürdigkeit. Ich war bereit, alles mitzumachen, ohne Rücksicht auf die Konsequenzen.

Da man einen spirituellen Meister (oder auch eine Meisterin) nie mit leeren Händen aufsuchen soll, kaufte ich ihr Blumen und eine Kokosnuss. Ich verbeugte mich vor ihr, kniete nieder und brachte ihr meine Geschenke dar. Sie bedankte sich für meine Arbeit in Indien und hörte sich dann geduldig die Geschichte meiner inneren Verwirrung an: „Ich bin nach Amerika gekommen, um hier zu studieren und ein bedeutender Kardiologe zu werden – doch jetzt weiß ich nicht mehr, wo ich stehe. Soll ich hier in der Schule bleiben? Soll ich überhaupt weiterhin als Mediziner arbeiten?“

Sie antwortete mir nur, dass ich tun solle, was ich eben tun müsse. Ich solle in die Welt hinausgehen und meine Arbeit tun, und meine Arbeit bestünde darin, alles mit einem weiten, aufgeschlossenen Herzen zu erledigen. Sie sagte auch, dass ich vielleicht etwas finden würde, das vielen Menschen helfen kann – etwas, das ich zwar nicht auf der Uni gelernt hatte, das man mir aufgrund meines ärztlichen Titels aber dennoch glauben würde. Und vielleicht würde das, was ich da finden würde, einmal in aller Welt bekannt werden. Damals ahnte ich noch nicht, dass sie sich damit auf meine CLEAN-Community bezog, die erst etwa zehn Jahre nach dieser Begegnung entstehen sollte.

Am Ende unseres Gesprächs sagte meine Lehrerin: „Geh jetzt.“ Als ich aufstand und mich zur Tür wandte, hielt sie mich noch einmal kurz zurück, blickte mir tief in die Augen und sagte ganz ruhig, dass sie zwei Anweisungen für mich habe: „Mach dir keine Sorgen! Übereile nichts!“ Dann forderte sie mich mit einer Handbewegung zum Gehen auf. Ich war schon auf dem Weg zum Ausgang, da spürte ich plötzlich ihre Hand auf der Schulter, als ob sie sich magisch vom anderen Ende des Raumes zu mir teleportiert hätte. Sie drehte mich irgendwie zu sich um und sagte noch einmal eindringlich: „Das ist mein Ernst, Alejandro. Mach dir keine Sorgen und keinen Stress.“

Ich verließ die Meditationsschule und kehrte nach Manhattan zurück. Merkwürdigerweise schien sich dann alles von selbst zu fügen, obwohl ich gar keinen bestimmten Plan verfolgte. Schon ein, zwei Tage später flog ich nach Los Angeles, wo ich als Trauzeuge zur Hochzeit eines Freundes eingeladen war. Als die Feier vorbei war, blieb ich im Haus der Frischvermählten, um während ihrer Hochzeitsreise den Hund zu hüten. In dieser Zeit lernte ich nach und nach das Viertel kennen und verfasste nebenbei einen Lebenslauf, den ich an alle möglichen Institutionen verschicken wollte. Ich hatte ein spezielles Visum mit einer Arbeitserlaubnis für medizinisch unterversorgte Gegenden. Da mich eine Praxisgemeinschaft in der Stadt Joshua Tree – ein paar Autostunden östlich von Los Angeles, in der Nähe von Palm Springs – haben wollte, zog ich in die kalifornische Wüste und begann dort zu arbeiten. Die Praxisgemeinschaft war gut ausgelastet, und der Job erwies sich als einträglich, doch ich merkte bald, dass ich wieder in genau der hektischen, stressigen Situation gelandet war, der ich zuvor so dringend entkommen hatte wollen. Für jeden Patienten hatte ich durchschnittlich nur sieben Minuten Zeit; das reichte gerade aus, ihm Medikamente zu verschreiben und eine Untersuchung beziehungsweise Behandlung nach der anderen zu verordnen. In dieser Lage, mit meinen vielen Verpflichtungen und Verantwortlichkeiten, war es mir praktisch unmöglich, den Zustand friedlichen Wohlbefindens aufrecht zu erhalten. Mein neuer Posten als behandelnder Kardiologe in der gut gehenden Praxisgemeinschaft, bei dem ich Patienten in vier örtlichen Krankenhäusern unterbringen konnte, drohte mich aufzufressen. Überall musste ich mich mit Bürokratie herumschlagen, permanent mit dem Auto von einem Arbeitsplatz zum anderen pendeln und rund um die Uhr über meinen Pager erreichbar sein. Ich hatte Notfälle zu versorgen, der Praxisgemeinschaft genug Geld einzubringen und gleichzeitig auch noch täglich meine Runde durch Krankenzimmer und Intensivstationen zu absolvieren. Bald hatte ich das Gefühl, dauernd mit Überlichtgeschwindigkeit unterwegs zu sein und kaum Zeit mehr für mich selbst zu haben, geschweige denn für meine Patienten.

Diese Erfahrung war genau das Gegenteil dessen, was ich in Indien über den Umgang mit Patienten gelernt hatte. Ich war Teil eines Systems, in dem es ausschließlich darum ging, weitere Tests, Pillen und Operationen gegen irgendwelche physischen Symptome zu verordnen, statt einen Schritt zurückzutreten und in aller Ruhe nach der wahren Ursache einer Erkrankung zu suchen. Mehr und mehr hatte ich das Gefühl, in einem aufreibenden medizinischen System gefangen zu sein, das sich mehr mit Geld und Politik befasste als mit echter Gesundheits*fürsorge*. Ich war zwar mit dem Vorsatz angetreten, dieses tief verwurzelte, „kranke" System zu verändern, weil es eher Krankheit als Gesundheit förderte, doch dabei stellten sich mir zu viele Hindernisse in den Weg.

Mein zweites Aha-Erlebnis: Globale Toxizität

Es dauerte nicht lange, bis es mit meiner in Indien wiedererlangten Gesundheit neuerlich bergab ging. Mit dem zunehmenden Stress, den spätabendlichen Mahlzeiten und dem Kantinenessen kehrten auch mein Reizdarmsyndrom und die Depressionen wieder zurück. Es gab Tage, an denen ich mich fragte, ob es meinen Patienten oder mir schlechter ging. Diesmal jedoch wurde ich nicht durch die Reise in ein fernes Land gerettet. Stattdessen half mir ein Überraschungsbesuch meines Freundes Eric, der zehn Tage nach Beendigung einer Entgiftungskur in einem ganzheitlichen Gesundheitszentrum, das nur wenige Autominuten von meiner Wohnung in Palm Springs entfernt lag, bei mir auftauchte. Ich werde mich wohl für den Rest meines Lebens daran erinnern, wie ich die Tür öffnete und sein freudestrahlendes Gesicht vor mir sah. Als ich ihn ein paar Wochen zuvor das letzte Mal gesehen hatte, war er noch – wie üblich – aufgedunsen, übergewichtig und blass. Als ständig überarbeitetem Filmproduzenten ging es ihm ähnlich wie mir: Sein Körper war von den vielen Anforderungen und der schlechten Ernährung schwer geschädigt. Jetzt schien es Eric aber viel besser zu gehen, und genau davon wollte er mir erzählen. Er hatte für einige Zeit seinen Lebenswandel aus Restaurantessen, Kaffee und nächtlichen Filmdrehs hinter sich gelassen und sich in ein Retreat-Zentrum begeben, in dem grüne Säfte, Darmspülungen, Massagen, Sonnenschein, Yoga und Meditation auf dem Programm standen. Ich war verblüfft, wie sehr er sich verändert hatte, und wollte unbedingt herausfinden, was dahintersteckte. Daher suchte ich sofort das Zentrum auf, das sich We Care Spa nannte.

Dort lernte ich auch Susana Belen, die visionäre Gründerin und Eigentümerin des Zentrums, kennen und staunte darüber, dass sie so viel über Gesundheit wusste, obwohl sie keine Ärztin war. Dann arbeiteten wir gemeinsam ein zweiwöchiges Behandlungsprogramm aus, das es mir erlaubte, nebenbei weiterhin meinen beruflichen Pflichten nachzukommen. In meinen Mittagspausen holte ich mir aus dem Zentrum Nahrungsergänzungen und frische Säfte ab. Außerdem hatte ich täglich eine Colon-Hydro-Therapie-Sitzung, die mir beim Ausscheiden all der Giftstoffe half, die mein Körper nun über den Darm freisetzte. Am dritten Tag des Entgiftungsprogramms kehrte meine Energie zurück, während mein Dauerhunger und die Kopfschmerzen verschwanden. Am siebten Tag merkte ich auch vom Reizdarmsyndrom nichts mehr. Nach der Entgiftung waren auch meine Depressionen weg, und ich wog sieben Kilo weniger. Ich fühlte mich wunderbar, so wie zuvor auch mein Freund Eric. Das fiel natürlich auch den Menschen in meiner Umgebung auf. Kollegen wollten wissen, warum ich plötzlich zehn Jahre jünger aussah – hatte ich etwa den Jungbrunnen entdeckt? Ja, vielleicht hatte ich das.

Bei meinem Indienaufenthalt hatte ich gelernt, dass sämtliche Teile, Systeme und Funktionen des Körpers miteinander verbunden sind. Das erklärte auch, wie die Wiederherstellung meines physischen Gleichgewichts durch das Entgiftungsprogramm dazu geführt hatte, dass viele meiner gesundheitlichen Probleme gelöst wurden. Anscheinend hatte ich diese Erfahrung gebraucht, um wieder daran erinnert zu werden, den Körper als Ganzheit anzuerkennen und jedem seiner Teile toxische Belastungen zu ersparen, weil dadurch alles aus den Fugen gerät. Ich hatte erlebt, wie sich allein durch eine Ernährungsumstellung meine Stimmung und mein Energieniveau gehoben, mein Gesundheitszustand gebessert und meine chronischen Beschwerden verflüchtigt hatten. Mein Körper hatte es ohne Medikamente geschafft, sich physisch und emotional wiederherzustellen. Und dazu war nur ein relativ einfaches Programm nötig gewesen, das es ihm erlaubte, sich auf natürlichem Weg zu reinigen und seine Zellen zu entgiften.

Das war mein zweites Aha-Erlebnis. Ich war wieder einmal erwacht und mein Verhältnis zum Körper hatte sich radikal gewandelt. Mir war jetzt klar, wie toxisch unser Planet ist und welche Auswirkungen das auf unsere Gesundheit hat. Von der modernen Schulmedizin hatte ich gelernt, dass jedes meiner Symptome – Stimmungsschwankungen, Energielosigkeit, Allergien, Reizdarmsyndrom – ein eigenes gesundheitliches Problem war, das eine eigene Behandlung erforderte. Erst das Entgiftungsprogramm hatte mich gelehrt, dass der Körpers sich selbst von innen heraus reparieren kann und dazu nur Nahrung und Wasser braucht.

In meiner Familie und meinem Freundeskreis sprach sich schnell herum, wie sehr ich mich verändert hatte. Bald begann ich Leute zu mir nach Palm Springs einzuladen, wo sie mit meinen hausgemachten Saftmischungen ein ähnliches Entgiftungsprogramm machen konnten. Ich experimentierte mit den unterschiedlichsten Säften und suchte an den Wochenenden immer das We Care Spa auf, um dort dazuzulernen und mich mit Gleichgesinnten zu unterhalten. Bei mir zu Hause war immer etwas los; bald gab es sogar eine Warteliste von Leuten, die mich besuchen wollten. Ich führte sozusagen ein Doppelleben: Tagsüber war ich Kardiologe, an den Wochenenden lernte ich bei We Care und vertiefte mich in Informationen über Entgiftungskuren. Schließlich begann ich sogar in dem Zentrum zu unterrichten, um mein Wissen mit anderen zu teilen. Während meiner Arbeitszeit gab ich mich ganz offen als Kardiologe, doch in meiner Freizeit lernte ich heimlich im We Care Spa immer mehr über Darmreinigung und Entgiftung. Mein ganzheitliches „Coming-out" stand mir noch bevor.

Meine neue Identität als Arzt

Gleichzeitig mit dem Lernen und Entdecken verschlechterte sich aber meine berufliche Situation. In der Praxisgemeinschaft, in der ich arbeitete, wurde es für mich so unerträglich, dass ich zwei Monate vor dem Zeitpunkt kündigte, an dem ich Teilhaber des Geschäfts hätte werden können. Das war Glück im Unglück, weil ich gleich im Anschluss verstärkt als ärztlicher Berater und Vortragender bei We Care tätig wurde. Dank meiner beruflichen Veränderung konnte ich nach Los Angeles übersiedeln, um dort mein Wissen zu erweitern und Kontakt zu Gleichgesinnten aufzunehmen. Es war auch deshalb von Vorteil, in einer größeren Stadt zu leben, weil dort viele Vordenker und Leiter von Gesundheitsbewegungen aktiv waren und sind. Unter der Woche arbeitete ich in einer Klinik in West Los Angeles gemeinsam mit einem TCM-Therapeuten und einem Chiropraktiker. Und am Wochenende fuhr ich zu We Care, um dort meine Studien fortzusetzen und Vorträge zu halten.

In dieser Zeit entdeckte ich auch die Funktionelle Medizin für mich. Ein Kollege hatte mich dazu gedrängt, einen Einführungskurs mit dem Titel „Die Anwendung Funktioneller Medizin in der klinischen Praxis" zu besuchen. So gelangte ich an einen weiteren Wendepunkt in meinem Leben. Das schnell wachsende Fachgebiet der Funktionellen Medizin überträgt das östliche Gesundheitsparadigma äußerst erfolgreich auf die Terminologie und die Methoden der westlichen Medizin. Das war das Bindeglied, das mir noch gefehlt hatte. Bevor ich die Funktionelle Medizin kennenlernte, kamen mir meine Erfahrungen bei We Care wie Magie vor, weil ich während meiner Studienjahre und der darauffolgenden medizinischen Ausbildung nie etwas über diese Reinigungs- und Entgiftungsmethoden gelernt hatte. Erst durch den Einführungskurs erfuhr ich, wie wichtig ein gesunder Darm für das Gesamtbefinden ist, und vor allem auch, dass man durch eine Änderung der Ernährungsgewohnheiten den Gesundheitszustand verbessern kann. Nun war es mir endlich möglich, Zusammenhänge zwischen uralten Heiltraditionen und modernen wissenschaftlichen Studien herzustellen sowie die Biochemie der Entgiftung bis in die Details zu verstehen. Es gab wissenschaftliche Beweise für das alles, und die Transformationen, die ich miterlebt hatte, waren keineswegs magischer Natur, sondern sehr real. Das Institut für Funktionelle Medizin hatte genug Forschungsarbeit geleistet, um meine Erfahrungen auf eine wissenschaftliche, klinische Grundlage zu stellen und sie in der Sprache zu erläutern, die ich an der medizinischen Fakultät gelernt hatte.

Das war mein drittes Aha-Erlebnis. „Jetzt hast du deine Identität als Wissenschaftler gefunden", sagte ich mir. „Du bist ein Arzt für Funktionelle Medizin." Ich schlug in der Ausübung meines Berufs eine zunehmend andere Richtung ein, indem ich bei der Behandlung meiner Patienten von einem viel weiteren Blickwinkel ausging und eine Palette von Methoden zur Hand hatte, die über die traditionellen Verfahren meiner amerikanischen Ärztekollegen hinausging. Schon als ich aus Indien zurückgekehrt war, hatte ich die Absicht gehabt, mein dort gesammeltes Wissen mit der westlichen Medizin zu verbinden, doch bisher war mir das nicht möglich gewesen. Erst jetzt war ich imstande, das Versprechen, das ich mir damals selbst gegeben hatte, endlich einzulösen.

Ich verbrachte meine Wochenenden weiterhin bei We Care und hielt dort Vorträge. Immer mehr Patienten konsultierten mich auch als Privatarzt. Ich führte viele ganz unterschiedliche Menschen durch ihre Saftfastenkuren und half ihnen dabei, einen auf sie maßgeschneiderten langfristigen Gesundheitsplan zu entwerfen. Außerdem schickte ich auch eine Menge Leute, die in Los Angeles wohnten, zu We Care, wo sie durch das dort praktizierte Entgiftungsprogramm ähnlich verwandelt wurden wie ich und neue Lebensqualität gewannen.

Doch irgendwann hatten auch meine wöchentlichen Ausflüge nach Palm Springs ein Ende. Ich merkte, dass ich mit den Patienten, die in Los Angeles bleiben wollten, lange nicht so gute Resultate erzielte wie mit den Gästen von We Care. Eine Saftkur lässt sich in einer Spa-Umgebung, fernab vom Alltag, eben leichter absolvieren als in einer Großstadt. Ich begann daher nach Mitteln und Wegen zu suchen, das Entgiftungsprogramm überall – unabhängig von der Umgebung – durchführbar zu machen; selbst in einer Metropole wie Los Angeles, deren Einwohner auf Schritt und Tritt mit toxischen Elementen konfrontiert werden. In einem luxuriösen Spa, wo einem der Aufenthalt so angenehm wie möglich gemacht wird, lässt sich der Weg der Selbstreinigung logischerweise viel leichter beschreiten als im eigenen Heim und an einem Arbeitsplatz, der Teil der modernen Gesellschaft ist.

Die bei We Care gesammelten Erfahrungen inspirierten mich dazu, mein CLEAN-Programm zu entwickeln, mit dem ich bereits hunderttausenden Menschen dabei helfen konnte, die natürliche Selbstheilungsfähigkeit ihres Körpers wiederherzustellen. Als ich sah, wie gut das Programm funktionierte, fühlte ich mich natürlich euphorisch – immerhin hatte ich eine Bewegung ins Leben gerufen, mit der ich die Welt gesünder machen konnte. Ich joggte jeden Tag am Strand, meditierte und genoss die Gesellschaft Gleichgesinnter, die mich gesund und in Form bleiben ließen. Alles funktionierte bestens, ich war noch nie in so guter Verfassung gewesen. Doch dann kam eine Kette von Ereignissen, die mein Leben radikal veränderten – wieder einmal, und diesmal für immer. Für mich ist das der Beweis, dass man seine physische Gesundheit vollständig unter Kontrolle haben kann – und dann doch alles anders kommt, als man denkt.

Ich lernte eine Frau kennen und begann eine Beziehung mit ihr. Binnen weniger Monate beschlossen wir, dass wir ein Kind haben wollten. Meine Tochter Grace kam am 25. Mai 2006 zur Welt. Drei Monate danach war meine Liebesbeziehung mit Graces Mutter auch schon wieder vorbei, und ich zog aus. Ich war am Boden zerstört. Der Schmerz über die Trennung von meiner Tochter hätte mich fast umgebracht. Und so kam es, dass ich nur ein paar Wochen nach dem Gefühl, geradezu übermenschliche Kräfte zu haben, mit doppelseitiger Lungenentzündung halbtot in meinem Schlafzimmer lag. Für die Chinesen ist die Lunge der Sitz des Kummers. Mein Zustand bewies mir, dass sie damit richtig liegen. Bevor ich aber etwas gegen meine tiefe Depression unternehmen konnte, musste ich erst einmal etwas gegen die Lungenentzündung tun, die sich stetig verschlimmerte. Doch auch das fiel mir schwer, weil ich – man glaubt es kaum – keine Krankenversicherung hatte und die Krankheit daher schwitzend alleine zu Hause durchstehen musste. Erst als mein lieber Freund Richard bei mir auftauchte, mich aus dem Bett hob und in sein Haus mitnahm, hatte ich meine nächste Rettungsleine gefunden. Richard verordnete mir eine Kur aus Antibiotika und Hühnersuppe, doch vor allem hörte er mir stundenlang zu, wenn ich ihm mein Herz ausschüttete. Allmählich ging es mir besser, und ich lernte dabei neuerlich die Lektion: Nicht alle Ärzte sind Heiler, und nicht alle Heiler sind Ärzte. Diese grundlegende Wahrheit hatte ich zwar schon in Indien kennengelernt, sie aber dann bis zu diesem Zeitpunkt, an dem ich dem Tod nahe war, irgendwie wieder verdrängt.

Als ich völlig genesen war, lockte man mich sozusagen nach New York zurück. Richard sagte mir klipp und klar, dass ich eine neue Umgebung bräuchte, in der ich mich nicht mehr dem Jammer um die Trennung von meiner Tochter hingeben konnte. Es dauerte nicht lange, bis ich mithilfe meines Freundes auch in New York wieder Verbindungen geknüpft hatte. Bald erhielt ich die Einladung, in einer angesehenen Praxisgemeinschaft mitzuarbeiten. Ich versuchte ein ähnliches Privat- und Arbeitsleben aufzunehmen wie in Kalifornien, da ich mich wieder fit und übermenschlich fühlen wollte. Das war jedoch wesentlich schwieriger als erwartet. Ironischerweise schrieb ich in diesem Zeitraum mein Buch „Clean", obwohl ich selbst nicht fähig war, mich an all die darin erläuterten Lehrsätze zu halten. Meine Umgebung in New York wirkte dem Bemühen, nach meiner persönlichen Philosophie zu leben, mit aller Kraft entgegen. Ich rutschte in alte Verhaltensmuster zurück, ernährte mich ungesund und arbeitete zu viel, bewegte mich kaum mehr und vermisste die Gemeinschaft aus Gleichgesinnten, die mir in Kalifornien so dabei geholfen hatte, gesund zu leben. Unzählige Stunden verbrachte ich in Flugzeugen und Hotels, weil ich immer wieder nach Los Angeles reiste, um meine Tochter so oft wie möglich zu sehen. Kurz und gut: Mir fehlte das Unterstützungssystem, das ich zur echten Wiederherstellung und Erhaltung meiner Gesundheit benötigte.

Die meisten Menschen brauchen eine Krise, damit sie zugunsten ihrer Gesundheit wirklich etwas im Leben verändern. Ich bin da keine Ausnahme. Ich nenne das den „Räumungsbefehl" – die Diagnose, die uns plötzlich zu Veränderungen motiviert. Viele Leute wollen zu Beginn jedes neuen Jahres mit ihren guten Vorsätzen eine Änderung erzwingen. Andere wieder finden ihre Motivation in bevorstehenden Ereignissen wie einer Eheschließung oder dem Wunsch, eine Familie zu gründen. Ich wusste, dass ich für mich eine ganz besondere Motivation finden musste, um den Weg zum gesundheitlichen Wohlbefinden wieder einzuschlagen. Mein „Räumungsbefehl" kam unverhofft. Ich hatte nicht vor, in nächster Zeit irgendwelche Treffen zu besuchen, suchte aber nach einer Partnerin, einer Frau, mit der ich mein Leben verbringen wollte. Genau das war es, was mich schließlich aus meinem gesundheitsschädlichen Trott in New York riss.

Die ganze Geschichte begann mit einem Anruf aus Australien wegen einer telefonischen Beratung. Der Mann, der mich da konsultierte, ist inzwischen ein guter Freund und hat mich mit Carla zusammengebracht, die heute meine Frau und die Mutter meiner beiden anderen Kinder ist. Der Anrufer hatte von den erstaunlichen Ergebnissen gehört, die Patienten mit meinem Programm erzielten, und wollte von mir persönlich beraten werden. Das tat ich, und wir freundeten uns rasch an. Als seine Frau mir ein Foto ihrer besten Freundin zeigte, verliebte ich mich auf den ersten Blick – und beschloss in diesem Moment, meine Gesundheit zu sanieren, bevor ich meine Zukünftige persönlich kennenlernte. Ich machte also selbst das CLEAN-Programm, und als ich dann nach Argentinien flog (wo meine Freunde einen Gutshof haben, auf dem Carla gerade zu Gast war), war ich wieder in Topform, sowohl physisch als auch psychisch und emotional. Fünf Monate nach unserem Kennenlernen heirateten Carla und ich in Australien; danach zogen wir nach Los Angeles, um Grace näher zu sein. Mein Buch „Clean" wurde zum Bestseller, und ich hatte genug damit zu tun, meine CLEAN-Community in den gesamten USA aufzubauen.

Die Reise geht weiter: Zurück zu den Wurzeln

Trotz der Erfolge, die mit meinem Programm zu erzielen waren, erkannte ich irgendwann, dass Entgiftung allein die Gesundheit meiner Patienten nicht vollständig wiederherstellen konnte. Ich gelangte zu dem Schluss, dass der Darm eines Menschen auch nach einem gelungenen Reinigungs- und Entgiftungsprogramm noch geschädigt und reparaturbedürftig sein konnte. Das veranlasste mich, meine Aufmerksamkeit auf die Darmsanierung zu richten und so viel wie möglich darüber zu lernen. Da sämtliche Systeme, Organe, Gewebe und Zellen des Körpers eng miteinander verbunden sind, kann ein Entgiftungsprogramm nicht gut sein, solange es sich nicht auch der Schädigungen im Darm annimmt. Allein schon deswegen, weil die nützlichen Darmbakterien etwa 40 Prozent der Giftstoffe neutralisieren, die wir mit der Nahrung aufnehmen. Sie sind somit eine Art zweite Leber. Um also wirklich tief greifend und vollständige zu entgiften, muss der Darm wenigstens bis zu einem gewissen Grad gesund sein. Das war mir von Anfang an klar.

Ich begriff jedoch erst später, dass die meisten gesundheitlichen Probleme unserer Zeit durch Fehlfunktionen des Darms ausgelöst werden. Sobald mir diese Tatsache einmal klar war, fügten sich die Puzzleteile zusammen und ich schaffte es, ein solides, unbedenkliches und wirksames Programm zur Darmsanierung zu entwickeln. Und genau dieses Programm möchte ich Ihnen mit CLEAN DARM vorstellen.

Durch das CLEAN-Programm zur Darmreinigung ist mein Berufsleben noch im einiges erfüllter geworden, denn sowohl ich als auch meine Patienten profitieren davon. Heute bin ich keine Maschine mehr, die Diagnosen stellt und Rezepte verschreibt. Noch bevor ich mir auch nur ansatzweise eine Diagnose überlege, suche ich nach Anzeichen für eine Fehlfunktion des Darms. In vielen Fällen ist diese so deutlich erkennbar, dass ich gar keine weiteren Tests anordnen muss. Und nach meinem 21-tägigen Programm zur Darmsanierung sind viele der Beschwerden meiner Patienten einfach verschwunden. Es gibt also gar keinen Grund dazu, weitere Tests zu verordnen oder Pillen zu verschreiben. Mit dem Wissen darüber, wie der Darm geschädigt wird, wie

Fehlfunktionen des Darms sich in einer Vielzahl scheinbar nicht damit zusammenhängender Krankheiten in ganz anderen Körperregionen äußern und vor allem, wie man dem Körper dabei helfen kann, den Darm zu reparieren, konnte ich viele meiner Patienten zu wahrer Gesundheit zurückführen. Diese Erfolge brachten mich dazu, das vorliegende Buch zu schreiben. Mein CLEAN DARM-Programm ist eine einfache, lebensrettende Methode, die Sie auf den richtigen Weg zu lebendiger, nachhaltiger, medikamenten- und beschwerdefreier Gesundheit bringen soll.

Das Buch, das Sie gerade lesen, ist die Krönung der Arbeit und Forschung, mit der ich begann, als ich mich selbst heilen wollte. Ich entdeckte dabei, dass der Darm die Grundlage der Gesundheit und Darmsanierung die Mutter der Vorsorgemedizin ist. Wenn Ihr Darm gesund ist, müssen Sie sich über die meisten chronischen Erkrankungen keine Sorgen mehr machen. Wir haben uns viel zu lange mit Symptomen herumgeschlagen, obwohl wir doch eigentlich gesund werden wollten. Dieses neue Programm zeigt Ihnen, wie Sie gegen Krankheiten vorgehen, bevor diese überhaupt ausbrechen können. Wir müssen nicht mehr krank werden, um danach gesund werden zu können. CLEAN DARM zeigt einen ganz neuen Ansatz zur Gesundheitsvorsorge auf. Nahrung ist Medizin – und der Darm ist der Schlüssel zu einem langen, erfüllten Leben.

Kapitel 3

Der Darm: Ihr zweites Gehirn

Seit ich mein Augenmerk auf den Darm gerichtet habe, konnte ich Menschen bei der Bewältigung einer ganzen Reihe von Symptomen und Krankheiten helfen. Ob Herzleiden oder Autoimmunerkrankungen, Hormonstörungen oder Unfruchtbarkeit – das Verstehen und Sanieren des Darms ist eine der Hauptsäulen meines Therapieansatzes. Für mich ist ein sauberer Darm gleichbedeutend mit einer Gesundheitsbescheinigung. Wer sein ganzes Leben lang wirklich gesund bleiben will, muss lernen, seinen Darm rein zu halten. CLEAN DARM gibt Ihnen die Mittel an die Hand, Ihren Darm zu sanieren und gesund zu erhalten.

Auf den folgenden Seiten werde ich Sie auf eine Reise mitnehmen, die Ihre Auffassung vom Körper und von der Hauptursache von Krankheiten ein für alle Mal verändern wird. Sie werden in allen Einzelheiten erfahren, wie und warum der Darm das Fundament unserer Gesundheit ist und wie Darmdysfunktionen chronische Störungen in ganz anderen Körperregionen verursachen können, die wiederum zu unzähligen Symptomen führen, von denen Sie nie geglaubt hätten, dass sie mit dem Darm zu tun haben.

Als ich in Indien lebte, habe ich oft gehört, dass Gesundheit und Krankheit in den Eingeweiden beginnen. Damals hatte ich bereits begriffen, dass wir wirklich das *sind*, was wir *essen*, also setzte ich auch diese neue Einsicht damit in Beziehung und speicherte sie als interessante Idee in meinem Gehirn ab. Schon Hippokrates schrieb, das „der Tod in den Eingeweiden lauert" und dass „eine schlechte Verdauung die Wurzel allen Übels ist". Erst später wurde mir klar, wie viel Wahrheit hinter diesem Gedanken steckt und wie sehr sich die Darmgesundheit auf jeden Aspekt unseres Lebens auswirkt – nicht nur auf den physischen Körper. Schon vor der Geburt erhält jeder von uns im Mutterleib sämtliche Bausteine zur Bildung der Zellen im heranwachsenden Körper. Geliefert werden diese Bausteine sozusagen bereits gefiltert und gebrauchsfertig von unseren Müttern. Diese enge Beziehung endet erst mit dem Durchtrennen der Nabelschnur. Von diesem Augenblick an benötigt der Körper sofort jede Menge Bausteine (Nährstoffe) aus der Außenwelt und muss zudem dafür sorgen, dass er nichts aufnimmt, was für ihn unbrauchbar oder sogar schädlich sein könnte. Der Darm erfüllt viele minutiös ablaufende und genau festgelegte Aufgaben; seine wichtigste und anspruchsvollste Funktion besteht jedoch darin, die notwendigen Bausteine aus der Außenwelt aufzunehmen, die für das Wachstum und den Erhalt der Körperfunktionen notwendig sind. Er tut dies über die Nahrung, achtet aber auch darauf, dass keine Fremdkörper in den Körper eindringen und dessen Überleben gefährden können. Das Verständnis dafür, wie er diese schier unglaubliche Leistung vollbringt und wie unsere Ernährungs- und Lebensweise ihm dabei nützen oder schaden, kann Ihr Leben retten.

Ihr Körper besitzt zwei Gehirne: eines im Kopf und eines im Darm. Sobald Sie etwas denken, zeigen sich in den Neuronen in Ihrem Kopf winzige elektrische Funken. Das Gehirn im Kopf ist die Hardware, auf der Ihre Gedanken laufen. Wenn Sie aber ein „Bauchgefühl" haben, eine Intuition, dann tauchen dieselben kleinen Funken in Ihrem Zweitgehirn auf. Das erste Gehirn stellt die intellektuelle Hardware zur Verfügung, während das zweite – der Darm – Ihr spirituelles und emotionales Navigationssystem ist. Ohne dieses System wären wir alle orientierungslos.

Die Definition des Darms, die ich Ihnen auf den nächsten Seiten erläutern werde, stammt von mir. Der Grund, warum ich die verschiedenen Bestandteile des Darms unter einem Sammelbegriff zusammenfasse, liegt darin, das seine Funktionen so eng miteinander verflochten und so lebenswichtig sind. Nur wenn wir sie als miteinander verknüpft betrachten, können wir die richtigen Entscheidungen für unsere Gesundheit treffen. Und nur auf diesem Weg werden wir das Geheimnis dauerhafter Gesundheit entschlüsseln. Meine Auffassung vom Darm wird aber auch zeigen, was mit der modernen Schulmedizin nicht stimmt und warum es besser ist, sein eigener Arzt zu werden. Werfen wir also einen Blick auf dieses bemerkenswerte System.

Der Darm setzt sich aus vier Hauptteilen zusammen:

- dem Verdauungstrakt,
- dem darmassoziierten lymphatischen Gewebe (bzw. darmassoziierten Immunsystem),
- der Darmflora und
- dem Darmnervensystem.

Am besten kann man sich den Darm wie einen Staat vorstellen. Jeder Staat hat sein Territorium und seine Grenzen, seine spezielle Infrastruktur und seine Kommunikationssysteme, seine Bürger und sein Heimatschutzministerium.

Sehen wir uns diese Bestandteile einmal im Einzelnen an.

Der Verdauungstrakt

Die meistfrequentierte Körpergrenze

Nur drei wichtige Organe kommen in physischen Kontakt mit der Außenwelt: die Haut, die Lunge und der Verdauungstrakt.

Dass die Haut als Grenze zwischen der Außen- und der Innenseite des Körpers dient, ist offensichtlich. Eine gesunde Haut ist durchgehend intakt, sodass die meisten Dinge von ihr abprallen. Mit den beiden anderen Grenzen verhält es sich schon etwas komplizierter. Beim Einatmen gelangt Luft in den Körper. Der eingeatmete Sauerstoff wird aber erst richtig vom Körper aufgenommen, wenn er die Lungenkapillaren passiert hat und von roten Blutkörperchen weiterbefördert wird. Für Speisen und Getränke gilt dasselbe. Wenn Sie Nahrung hinunterschlucken, verschwindet sie aus Ihrem Gesichtsfeld und rutscht den Verdauungstrakt hinab. Eigentlich befindet sie sich aber nach wie vor „außerhalb" Ihres Körpers, bis sie aufgespalten und von der Darmwand absorbiert wird. So gesehen sind die Haut, die Lunge und der Verdauungstrakt also die drei „Grenzen", mit denen der Körper *Innen* und *Außen* voneinander trennt.

Der Verdauungstrakt ist das größte und aktivste dieser Organe. Die Darmwand ist auch deshalb einzigartig, weil sie ständig mit Fremdstoffen (Essen und Trinken sowie den Chemikalien, die wir beiden beimischen) und Fremdorganismen (Bakterien, Hefen, Parasiten, Viren und andere) in Berührung kommt. Und im Gegensatz zur Haut, die die Aufgabe hat, das meiste draußen zu halten und nur sehr wenige Dinge durchzulassen, ist die Darmwand so aufgebaut, dass sie alles aufnimmt, was der Körper brauchen kann.

Der Verdauungstrakt ist drei bis viereinhalb Meter lang und erstreckt sich vom Mund bis zum After. An dieser Grenze werden einige der wichtigsten Funktionen erfüllt, die das Überleben Ihres Körpers sicherstellen – zum Beispiel die Aufspaltung der Nahrung (Verdauung), die Aufnahme der lebensnotwendigen Nährstoffe (Resorption), die Beseitigung von Abfallstoffen aus dem Blutkreislauf (Ausscheidung) und die Beherbergung der Darmflora. Der Verdauungstrakt dient aber auch als strukturierende Hülle, in der und um die die anderen Bestandteile des Darms – das darmassoziierte Lymphgewebe und Nervensystem – angeordnet sind.

Verdauung und Absorption: Zerlegung und Aufnahme

In der Frühzeit der menschlichen Evolution war Nahrung ein knappes Gut. Unser Verdauungstrakt passte sich den Verhältnissen an und stellte sicher, dass möglichst viele Zellen der Darmwand mit Nahrung in Berührung kamen, sodass der Körper die zugeführten Nährstoffe bestmöglich resorbieren konnte. Diese schwierige Aufgabe bewältigte er, indem er Faltungen und Unterfaltungen (Darmzotten und Mikrovilli) in der Darmwand erzeugte und deren Kontaktfläche damit auf das sage und schreibe Zweihundertfache der gesamten Hautfläche vergrößerte.

Der Körper holt sich die für sein Überleben notwendigen Nährstoffe durch Verdauung und Resorption. Verdauung nennt man den Vorgang, bei dem Nahrungsmittel in kleinere Teile aufgespalten werden. Das passiert sowohl auf mechanischem (der Kauvorgang) als auch auf chemischem (Verdauungsenzyme) Weg; beteiligt daran sind auch etliche Begleitorgane wie die Speicheldrüsen, die Leber, die Gallenblase und die Bauchspeicheldrüse. Es kommt zur Resorption, wenn die so aufgespaltene Nahrung an die Zellen der Darmwand gelangt, also an die erste Körperzellenschicht, die in direkten Kontakt mit der Außenwelt kommt. Die Zellen der Darmwand nehmen die kleineren Nahrungsbestandteile entweder durch die Zelle oder zwischen den Zellen – durch die sogenannten „Tight Junctions" („dichte Verbindungen" oder „Schlussleisten") – in den Körper auf. So gelangen die Nährstoffe in den Blutkreislauf.

Die Darmwand: Zoll- und Einwanderungsbehörde

Die Zellen der Darmwand sind einer Ziegelmauer sehr ähnlich. Jede einzelne Zelle ist über die Schlussleisten eng mit anderen Zellen verbunden. Doch diese „Ziegel" sind hochintelligent. Sie halten körperfremde Substanzen (unverdaute Nahrung und Mikroorganismen) fern und lassen gleichzeitig die verdaute Nahrung ein, die der Körper benötigt. Die Zellen der Darmwand sondern einen antibakteriellen Schleim ab, der Bakterien von der Zellmembran fernhält. Sie wählen aus, was in den Körper darf und was nicht, ähnlich wie die Beamten bei der Zoll- und Einwanderungsbehörde.

Im Normalzustand lassen sie verdaute Nahrung (in Form von Nährstoffen) in den Blutkreislauf ein, verhindern aber, dass unverdaute Nahrung sowie Invasoren (Mikroorganismen) eindringen können. Sogar nützliche Bakterien müssen am Überschreiten der Grenze gehindert werden. Aus diesem Grund müssen die Zellen der Darmwand stets intakt und ihre Schlussleisten wirklich dicht bleiben. Eine fehlende Zelle oder eine gelockerte, weniger dichte Verbindung würden dazu führen, dass unverdaute Nahrung, nützliche sowie schädliche Bakterien aus dem Verdauungstrakt direkten Zugang zum Körper haben. Eine Unterbrechung in den Zellen der Darmwand oder eine Lockerung der dichten Verbindungen – also Löcher in der Wand – führen zu einer Erkrankung namens intestinale Hyperpermeabilität oder „Leaky-Gut-Syndrom“ (durchlässige Darmwand). Und damit fangen viele andere Krankheiten an.

Zudem sind die Zellen der Darmwand auch noch dafür zuständig, Stoffwechselabfälle und andere Giftstoffe aus dem Körper zu befördern, und zwar durch den Verdauungstrakt, wo sie gemeinsam mit der vom Körper nicht absorbierten Nahrung ausgeschieden werden. Die meisten Menschen betrachten ihren Kot als Ergebnis dessen, was der Körper von der zugeführten Nahrung nicht absorbieren wollte oder musste. Doch das ist nur die halbe Wahrheit. Die Zellen der Darmwand besitzen auch die Fähigkeit, andere Abfallstoffe wie Schleim, Fett und Toxine aus unserem Blut zu filtern und dann zwecks Ausscheidung im Verdauungstrakt abzulagern. Bei diesem Vorgang handelt es sich um das genaue Gegenteil der Resorption. Selbst wenn man nichts isst, kann der Körper aus diesen Abfallstoffen Kot bilden. Das ist mir erstmals bei meiner ersten Darmreinigungskur im We Care Spa aufgefallen. Damals aß ich zehn Tage lang nichts, hatte aber immer noch Stuhlgang. Im Durchschnitt scheidet der Mensch die Reste seiner Nahrung innerhalb von zwei Tagen aus, auch wenn er an leichter Verstopfung leidet. Ich fragte mich also, warum mein Körper immer noch Kot produzierte? Später erfuhr ich dann, dass es sich dabei um Schleimablagerungen handelt; der Kot war schwarz und nach dem Muster der Darmzotten geformt. Im weiteren Verlauf des Entgiftungsprogramms holte mein Körper immer mehr Abfallstoffe tief aus den Geweben heraus und lud sie im Verdauungstrakt ab, wo sie dann mittels Darmspülungen herausgewaschen wurden – so wie ein Geschirrspüler einen schmutzigen, verkrusteten Topf wäscht.

Das darmassoziierte Immunsystem (GALT)

Das Heimatschutzministerium des Körpers

So wie alle Tiere auf unserem Planeten, die mit Milliarden anderer Organismen im Wettbewerb um Ressourcen stehen, müssen auch unsere Körper in dieser Welt als individuelle Organismen bestehen. Größere Organismen wie Tiger und Bären können uns töten und fressen, aber auch winzige, sogar mikroskopisch kleine Organismen wie Viren, Parasiten und Bakterien sind dazu imstande, uns umzubringen. Der Unterschied ist nur, dass die großen Raubtiere von außen angreifen und die mikroskopisch kleinen von innen.

Für den Körper schädliche Fremdstoffe und -organismen müssen draußen bleiben. Wie ich bereits erläutert habe, ist die erste Schranke für alles, was in den Verdauungstrakt gelangt, die Darmwand. (Eigentlich ist die Darmflora die erste Schranke, aber Bakterien gelten nicht als körpereigene Zellen.) Im Idealzustand würden die Zellen der Darmwand mit intakten Schlussleisten ausreichen, um alles außer komplett verdauter Nahrung abzuwehren. Einige Fremdstoffe (zum Beispiel unvollständig verdaute Nahrung oder toxische Chemikalien) und -organismen aber schaffen es gelegentlich doch, diese Barriere zu durchbrechen. Und an dieser Stelle kommt das darmassoziierte lymphatische Gewebe (oder GALT, für „gut associated lymphoid tissue") ins Spiel.

Das Immunsystem Ihres Körpers funktioniert ganz ähnlich wie das amerikanische Heimatschutzministerium. Es ist dafür zuständig, alles aufzuspüren und zu vernichten, was mit dem Körperinneren in Berührung kommt und nicht sofort als Nährstoff oder körpereigene Substanz erkannt wird. Das Heimatschutzministerium des Körpers besteht aus vielen Abteilungen und arbeitet mit einer ganzen Reihe ausgeklügelter Waffen wie etwa Immunglobulinen (Antikörpern). Dem Immunsystem stehen B-Zellen, T-Zellen, Mastzellen, Phagozyten und viele andere Abwehrkräfte mit jeweils eigener Funktion zur Verfügung. So greifen Monozyten beispielsweise Viren an, während Neutrophile gegen Bakterien vorgehen. Eosinophile wiederum rufen allergische Reaktionen hervor, und zytotoxische T-Zellen (T-Killerzellen) gehen gegen die Terroristen des Körpers – die Krebszellen – vor. Die unterschiedlichen Zellen sind in verschiedene Divisionen zusammengefasst, so wie die Streitkräfte der USA im Krieg gegen den Terror in Armee, Marine, CIA und FBI unterteilt sind. Auch wenn die Zellen des Immunsystems im ganzen Körper verteilt sind und permanent zirkulieren, ist doch ein Großteil der Truppen und Stützpunkte an den Grenzen massiert, wo die Gefahr am größten ist. Daher finden wir viele Immunzellen auch gleich unter der Haut und rund um die Lunge. 80 Prozent der körpereigenen Sicherheitskräfte sind jedoch im Darm stationiert, direkt an der Stelle mit dem stärksten Grenzverkehr: der Darmwand. Das GALT macht den bei Weitem größten Teil des Immunsystems im ganzen Körper aus.

Unsere Immunzellen überprüfen permanent ihre Umgebung, um fremde, feindselige Organismen und Moleküle aufzuspüren. Sie erledigen diese Aufgabe, indem sie Oberflächen erkennen. Am besten, man stellt sich dieses Verfahren ähnlich vor wie ein Lesegerät im Kaufhaus. Dieses Gerät braucht nur kurz einen Anhänger an der Ware zu scannen, damit der Verkäufer weiß, um welches Produkt es sich handelt, wie viel es kostet und in welcher Stückzahl es noch auf Lager ist. Das Codierungssystem des Körpers wird als HLA (humanes Leukozytenantigen-System) bezeichnet und arbeitet auf ähnliche Weise. Es ordnet jeder Oberfläche einen bestimmten Code zu, was die Immunzellen dazu befähigt, sie zu identifizieren. Alles besitzt eine Oberfläche, ob es sich nun um die körpereigenen Zellen, einen Mikroorganismus oder ein Stück Nahrung handelt. Wenn das Immunsystem nun die inneren Oberflächen des Körpers scannt, dann vergleicht es jede einzelne davon mit einer Liste erlaubter Codes, die es als „Selbst" einstuft. Entdeckt es dabei eine Oberfläche mit einem bedrohlichen Code, also ein Antigen, dann aktiviert es seine Waffen und rekrutiert andere Immunzellen, um die fremde Oberfläche anzugreifen, den Körper zu verteidigen – und so Ihr Überleben zu garantieren.

Doch wenn die Nahrung aufgespalten wird, sind die Oberflächen der einzelnen Bausteine zu klein, um codiert zu werden. Deshalb interpretiert sie das Immunsystem als neutral. So kommt es, dass man Nährstoffe über die Darmwand aufnehmen kann, ohne dass das darunterliegende Immunsystem alarmiert wird. Nimmt das Immunsystem jedoch die Oberflächen größerer Stücke unverdauter Nahrung wahr, dann identifiziert es diese als antigen. Mit anderen Worten: Verdaute Nahrung ist nicht mehr antigen, weil sie keine erkennbare Oberfläche mehr aufweist.

Und genau an dieser Stelle können sich Fehler einschleichen. Wenn das Immunsystem eine Bedrohung erkennt, entwirft es eine Verteidigungsstrategie, an der nicht nur die Immunzellen des Darms, sondern auch die im Rest des Körpers beteiligt sind. Der Körper schaltet auf Abwehrmodus und beginnt einen Krieg gegen alle bedrohlichen Oberflächen, seien diese nun belebt (Organismen) oder unbelebt (unverdaute Nahrung und giftige Chemikalien). Das Immunsystem arbeitet aber nur unter bestimmten Umständen wirklich gut; so benötigen einige seiner Divisionen eine höhere Temperatur, um richtig zu funktionieren. Diese Information wird an das Darmgehirn weitergeleitet, das sich nunmehr bemüht, möglichst viel Wärme zu konservieren, indem es die Blutversorgung der Haut zurückschraubt. So vermeidet es einerseits einen Wärmeverlust und löst andererseits Muskelbewegungen wie Zittern aus, wodurch ein Fieber erzeugt wird. Erhöhte Temperatur im Krankheitsfall ist also keine Fehlfunktion des Körpers, sondern ermöglicht dem Immunsystem ein effizienteres Arbeiten.

Das Immunsystem greift jedoch noch auf eine ganz andere Verteidigungsstrategie zurück – nämlich auf das, was wir „Entzündungen" nennen. Eine Entzündung, wie sie häufig von einer Fehlfunktion des Darms ausgelöst wird, ist das beste Beispiel dafür, wie der Körper sich anpasst und überlebt. Bei Millionen Menschen auf der ganzen Welt ist der Darm der Ursprung einer systemischen Entzündung, die dann auch von ihm aufrechterhalten wird. Und es ist die systemische Entzündung, die zu vielen der heute so verbreiteten chronischen Erkrankungen führt.

Die Darmflora

Die Mieter und Mitarbeiter Ihres Körpers

Die riesige, gefaltete Fläche, die die Innenwand Ihres Darms auskleidet, ist ein Ort, an dem sich Mikroorganismen besonders gern einnisten. Hier gefällt es ihnen ausnehmend gut. Es ist warm und gemütlich, feucht und dennoch vor den Elementen geschützt – und das Essen fällt vom Himmel. Da können sich Bakterien fühlen wie im Paradies. Der Mensch hat sich im Laufe seiner Evolution mit einigen Vertretern dieser Spezies angefreundet. Wir bieten ihnen Kost und Logis, sie bezahlen dafür mit Schwerstarbeit. Unser Darm ist voll mit solchen Bakterien; in einem gesunden Darm halten sich mehr von ihnen auf, als es Zellen im gesamten Körper gibt. Wir beherbergen hunderte verschiedene Arten „guter", nützlicher Bakterien. Alles in allem können sie so viel wiegen die Leber, manchmal sogar mehr.

Diese Mikroorganismen werden Darmflora genannt und erfüllen viele wichtige Funktionen. Auch wenn die nützlichen Bakterien Ihrer Darmflora nicht dieselbe DNS haben wie Sie, sollten Sie sie doch als Teil ihrer Gewebe oder Organe betrachten, vor allem angesichts dessen, was diese Kleinstlebewesen für Ihren Körper tun. Sie sind die vorderste Verteidigungsfront gegen Fremdorganismen, die in den Verdauungstrakt vordringen, und sie kämpfen für den Schutz ihres Reviers, in dem sich keine anderen Organismen ansiedeln sollen. Auf diese Art hilft die Darmflora dem Immunsystem dabei, Eindringlinge abzuwehren.

Die Darmflora ist aber auch aktiv, wenn gerade keine Invasion droht. Sie stimuliert nämlich permanent das GALT-Gewebe – eine Beeinflussung, die unter dem Namen Immunmodulation bekannt ist. Es ist eine der faszinierendsten Funktionen der Darmflora. Im Verdauungstrakt befinden sich mehrere Immunsystem-„Stationen", die direkt an der Außenseite der Darmwand liegen, also genau gegenüber den Orten, an denen sich die guten Bakterien so gern ansiedeln. Und eben diese guten Bakterien sind dabei behilflich, das

Immunsystem unter Kontrolle zu halten. Das Immunsystem greift zwar prinzipiell alle Bakterien an, scheint aber mit den Bakterien der Darmflora einen Waffenstillstand geschlossen zu haben – solange sie nicht versuchen, durch die Darmwand (die, wie bereits erwähnt, stets intakt bleiben sollte) in den Blutkreislauf zu gelangen.

Die Anwesenheit der nützlichen Darmbakterien signalisiert dem Immunsystem, dass alles in Ordnung und das Darmklima ausgewogen ist. Das Immunsystem kann nicht direkt mit der Darmflora kommunizieren, verwendet dafür aber einen bestimmten Typus der Immunzellen: die dendritischen Zellen. Sie strecken durch die Darmwand Ausläufer in den Verdauungstrakt, um Informationen über die dort herrschenden Bedingungen einzuholen und zu überprüfen, ob die guten Bakterien vorhanden sind. (Amerikanische Wissenschaftler nennen diese Aktivität „Schnorcheln".) Es ist diese Zellaktivität, bei der dauernd nach existenter Darmflora gesucht wird, die das Immunsystem in Alarmbereitschaft hält – es geht nicht zum Angriff über, ist aber jederzeit für eine Attacke gewappnet. Die guten Bakterien regeln also die Grundaktivität des Immunsystems.

Doch die Darmflora erfüllt noch viele weitere Aufgaben. So verdaut sie beispielsweise einen Teil unserer Nahrung. Bestimmte Nährstoffe wie etwa die B-Vitamine müssen von Bakterien vorverdaut werden, bevor der Körper sie resorbieren kann. Bakterien haben im Allgemeinen Verdauungssysteme, die sich vom unseren unterscheiden, und können Nahrung daher mit bestimmten chemischen Tricks aufspalten, die unser Körper nicht beherrscht. Manche der Verdauungsvorgänge der guten Bakterien sind für unseren Körper sehr nützlich. Ein gesunder Darm verhält sich wie ein innerer Gärtank. Da die körpereigenen Gärtanks vieler Menschen aber nicht von guten Bakterien besiedelt sind, empfiehlt es sich, fermentierte Lebensmittel zu sich zu nehmen. „Fermentiert" bedeutet nämlich in Wahrheit, dass die Nahrung bereits von Bakterien verdaut wurde. Im Gegensatz dazu erzeugen opportunistische Bakterien und andere Organismen durch ihre Verdauung giftige Abfallstoffe wie etwa brennbare Gase (Methan) oder Neurotoxine, die die Signalübertragung von Nerven zu Muskeln lähmen und unter anderem Blähbauch und Verstopfung verursachen.

Die Darmflora ist auch wesentlich an der Entgiftung beteiligt und befreit den Körper von 40 Prozent der in der Nahrung enthaltenen Toxine. Sie ist somit eine Art zweite Leber. Oder, anders ausgedrückt: Besäßen wir keine Darmflora, dann hätte die Leber fast doppelt so viel zu tun.

Unser Wissen darüber, wie viele und welche Arten von guten Bakterien wir in welchem Teil des Verdauungstrakts – also im Dünndarm oder Dickdarm –

DER VERDAUUNGSTRAKT IM ÜBERBLICK

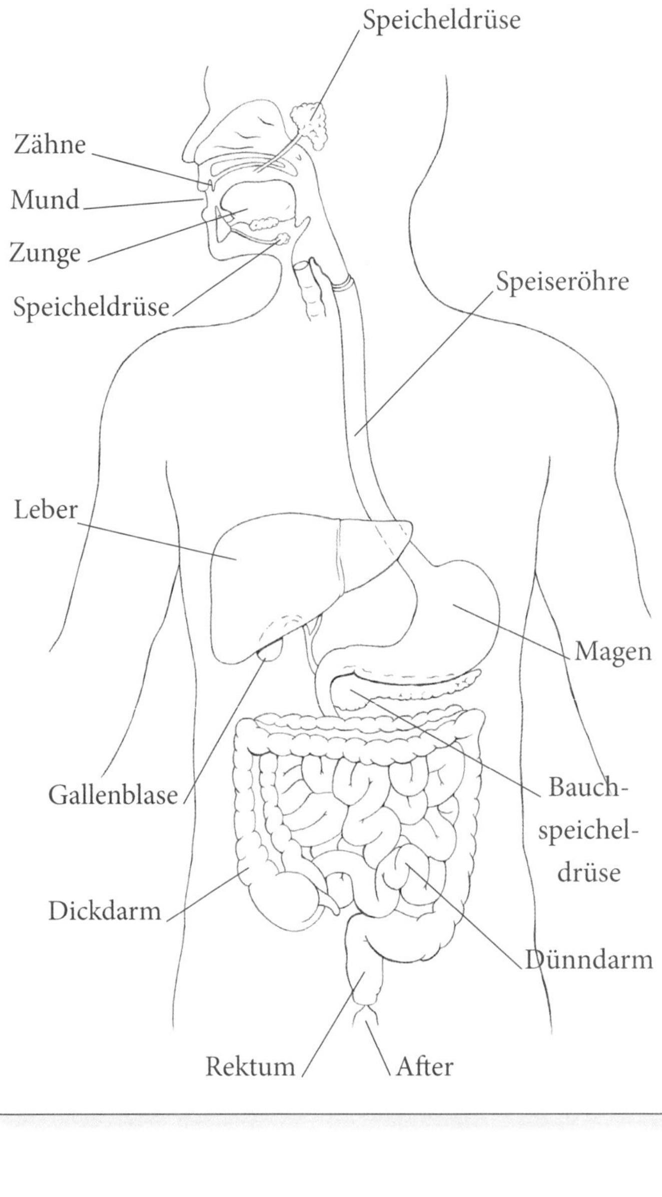

DER GESUNDE DARM

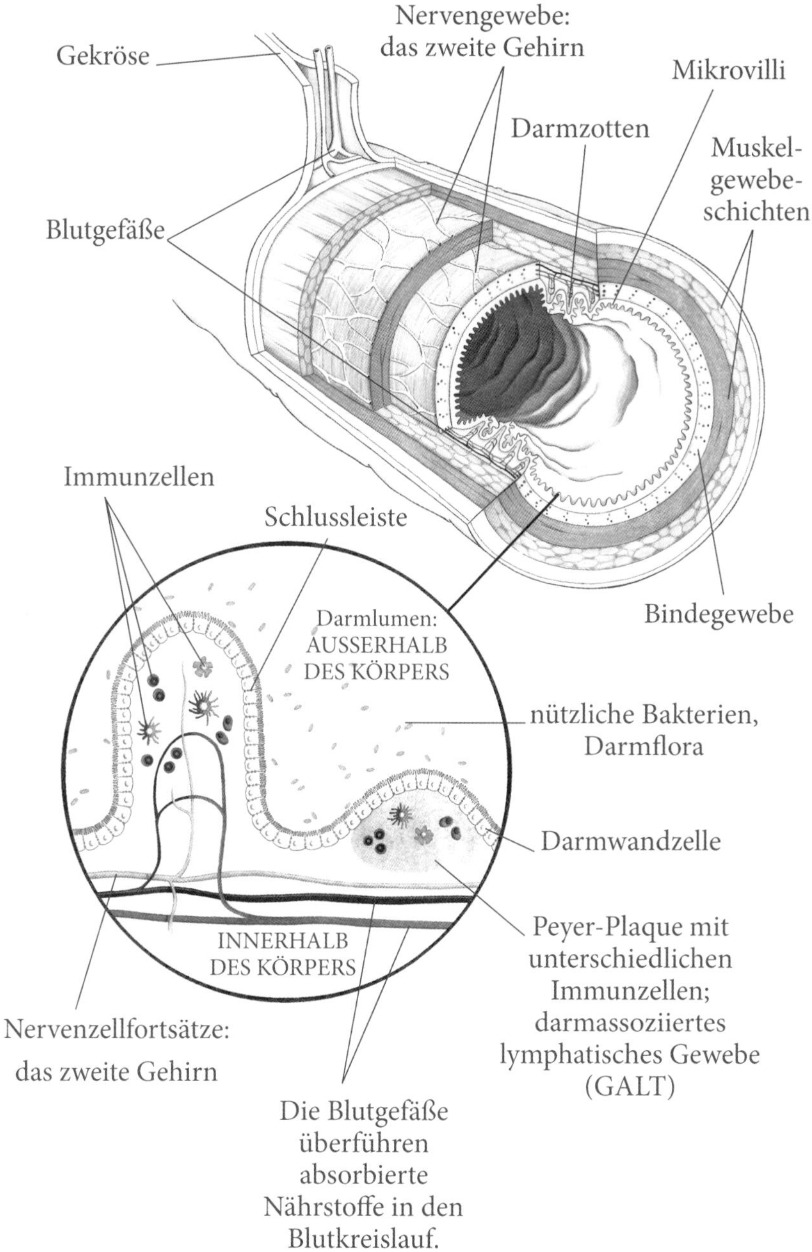

benötigen, ist allerdings noch ziemlich rudimentär. Noch weniger wissen wir über verlässliche Methoden, die guten Bakterien wieder im Darm anzusiedeln. Niemand weiß, welche Kombination aus Bakterienarten für einen bestimmten Menschen die geeignetste ist. Fest steht nur, dass sie nützlich sind.

Wir beginnen gerade erst zu verstehen, was sich in einem gesunden Darm abspielt, und dass opportunistische Mikroorganismen – also Viren, Parasiten, Hefen oder pathogene Bakterien – beziehungsweise ein Mangel an guten Bakterien im Darm mit einer bisher ungeahnten Anzahl von Erkrankungen und gesundheitlichen Problemen zusammenhängen. Aktuelle Forschungen aus diesem faszinierenden Untersuchungsgebiet weisen jedoch deutlich auf den großen Nutzen der Darmflora hin, die Teil der sogenannten Normalflora ist. So gibt es zum Beispiel eine Studie aus dem Jahr 2012, die deutlich auf einen Zusammenhang zwischen dem Zustand des Darm-Ökosystems und Krebserkrankungen hinweist. Schon die erste Frage in der Presseveröffentlichung zur Studie sagt alles: „Was, wenn der Schlüsselfaktor hinter Krebserkrankungen kein genetischer, sondern ein ökologischer Defekt ist?"

Meiner Ansicht nach stehen uns in der Frage, wie die Darmflora mit unseren Körperzellen kommuniziert und uns fit und am Leben erhält, noch zahlreiche Entdeckungen bevor. Doch schon die bisher bekannten Forschungsdaten lassen keinen Zweifel daran, dass die Darmflora eine entscheidende Rolle für unser Wohlbefinden, die Erhaltung der Gesundheit, die Anpassung an verschiedene Lebensumstände und das Überleben spielt. Wenn wir die Darmflora also als wichtigen Bestandteil unserer Biologie betrachten, ist das vielleicht ein stärkerer Ansporn für uns, sie zu schützen und mehr über sie zu erfahren – so wie über jedes andere Organ unseres Körpers.

Das Darmnervensystem

Information, Kommunikation, Koordination und vieles mehr

In den Wänden unseres Verdauungstrakts befinden sich viele verschiedene Gewebeschichten. Die Darmwand besteht aus Zellen, die Nährstoffe absorbieren und Abfallstoffe ausscheiden; sie ist die einzige Schicht, die in direktem Kontakt mit der Außenwelt steht. Rund um die Darmwand ist eine Schicht aus Bindegewebe angeordnet, um die Position der dünnen Blutgefäße zu sichern, die absorbierte Stoffe aufnehmen und weiterbefördern. Eine weitere konzentrische Schicht aus Muskelzellen befördert den Inhalt des Verdauungstrakts durch Pressen und Drücken weiter. Zwischen diesen beiden Schichten liegt eine unzusammenhängende Schicht aus Immunzellen, die meist in Zellklumpen oder Ansammlungen, die als Peyer-Plaques bezeichnet werden, angeordnet sind. Hauchdünne Nervenfasern berühren die Darmwand-, Muskel- und Immunzellen, aus denen die Wand des Verdauungstrakts besteht und deren Funktionen sie steuern, regulieren und koordinieren. So sind zum Beispiel die Muskelzellen im Verdauungstrakt für die Peristaltik zuständig. Die Nervenfasern – Fortsätze der Neuronen, die an der Außenseite des Darms angesiedelt sind und sozusagen das Darmgehirn bilden – bestimmen dann, wann, wie stark und wie lange sich diese Zellen zusammenziehen müssen.

Dasselbe gilt für die Darmwandzellen, die GALT-Zellen sowie die Adern und Venen im Darm. Diese Nervenfasern, die wie ein Netz durch den Darm gespannt sind, senden und empfangen Informationen zu und von unseren Darmneuronen, die sie alle gleichzeitig und ununterbrochen koordinieren, steuern und regulieren. Mit anderen Worten: Die Neuronen im Darm organisieren Peristaltik und Verdauung, passen Immunreaktionen an und steuern das Hormonsystem. Ohne sie würde der Darm zu funktionieren aufhören.

Dort, wo die dünnen Nervenfasern, die die benachbarten Zellen innervieren, sich vereinigen, bilden sie Nerven – Axonenbündel, die Ausläufer der im Darm angesiedelten Neuronen sind. Würde man all diese Neuronen zusammenfassen, dann wäre ihre Gesamtmasse erstaunlicherweise größer als die der Neuronen im Kopf. Tatsächlich produziert das Darmgehirn um einiges mehr Neurotransmitter als das Gehirn im Schädel. So wird zum Beispiel Serotonin, der für Glücksgefühle und das Wohlbefinden verantwortliche Neurotransmitter, zu 90 Prozent im Darm ausgeschüttet.

Zusätzlich zu all diesen Aktivitäten ist das Darmgehirn auch bei der Steuerung Ihrer Intuition behilflich und kommuniziert über Gefühle mit Ihnen. Diese Gefühle werden im Körperinneren durch die Neuronen im Darm elektrisch erzeugt. Daher stammt auch der Begriff „Bauchgefühl" – eine parallele und effektive Form der Erkenntnis. Dass man auf seinen Bauch hören sollte, ist eine der wichtigsten Lektionen im Leben. Daraus folgt, dass eine Sanierung und Instandhaltung des Bauchs/Darms das Wichtigste ist, das Sie überhaupt tun können.

■ ■ ■

Nun wissen Sie also, was der Darm eigentlich ist und wie er in einem gesunden Körper funktioniert. Im Folgenden werde ich Ihnen erklären, wie der Darm nach und nach, Tag für Tag, geschädigt wird – und warum das auch für Menschen gilt, die sehr gesund leben.

Kapitel 4

Wie wir krank werden: Darmfunktionsstörungen

Was genau ist also schuld daran, dass es in diesem ausgeklügelten, komplizierten Instrument, das wir den Darm nennen, zu Pannen kommen kann?

Im Lauf meiner ärztlichen Tätigkeit habe ich nie erlebt, dass die gesundheitlichen Probleme zweier Menschen mit genau gleichen Symptomen in Erscheinung treten. Wie meine Patienten eine Erkrankung erleben, das unterscheidet sich stets von Individuum zu Individuum, auch wenn die Erkrankung durch dasselbe Problem verursacht wurde. Verschiedene Menschen haben beispielsweise eine ganz unterschiedliche Toleranz für Schmerzen und andere unangenehme Symptome. Wie wir eine Krankheit wahrnehmen, das hängt auch von unserer Kondition, dem Ernährungszustand, unserem Unterstützungssystem und der Gefühlslage ab. Diese individuelle Ausprägung von Erkrankungen gilt auch für Fehlfunktionen des Darms. Es gibt nahezu unendlich viele Möglichkeiten, wie der Darm geschädigt werden kann, und natürlich ist auch der Grad der Schädigung nicht immer gleich. Wenn wir verstehen, wie unterschiedlich sich solche Schädigungen auf jeden der vier Teile des Darms auswirken, dann wird uns auch klar, wie und warum scheinbar unbeteiligte und weit entfernte Körperregionen von damit verknüpften Störungen angegriffen werden können.

Generell gilt, dass zwei Darmteile – die Darmflora und die Darmwand – als erstes Schädigungen davontragen, während die anderen beiden – das Immunsystem und das Darmgehirn – mit einer einzigen Absicht auf die Situation reagieren: überleben.

Darmflora: Vernichtung im Körperinneren

Ich beginne mit der Darmflora, weil sie der erste Teil des Darms ist, der unter den unnatürlichen Verhältnissen leidet, die heute beim größten Teil der Weltbevölkerung als normal gelten. Die Darmflora des Körpers, die entscheidend zur nachhaltigen Gesundheit beiträgt, steht vom Zeitpunkt unserer Geburt an unter Beschuss. Die Geburt ist zwar bei sämtlichen Tierarten einer der natürlichsten Lebensvorgänge, nur beim Menschen weicht sie sehr stark von dem ab, was die Natur beabsichtigt hat. Vor allem in den Vereinigten Staaten werden Schwangerschaft und Geburt wie eine Krankheit behandelt. Kinder kommen in sterilen Operationssälen zur Welt, während ihre Mütter an intravenöse Zugänge angehängt sind und seltsame Körperhaltungen einnehmen müssen, die eher dazu dienen, dass der Arzt freie Sicht hat, als dass sich die Gebärende wohlfühlt. Bei viel zu vielen Frauen wird die Geburt künstlich eingeleitet, was wiederum häufig Kaiserschnitte erforderlich macht – die nicht notwendig gewesen wären, wenn man den natürlichen Ablauf der Wehen beachtet und nicht vorzeitig unterbrochen hätte. Ein Baby im Mutterleib ist keimfrei, wird aber bereits im Geburtskanal, meist mit dem Mund zuerst, mit Bakterien konfrontiert. Diese Bakterien sollen sich im Darm ansiedeln und sind sozusagen die erste Impfung der Natur. Bei einem Kaiserschnitt fällt das allerdings weg. Darüber hinaus erhalten die werdenden Mütter dabei Antibiotikainjektionen, durch die der Darm des Neugeborenen weiter in Mitleidenschaft gezogen wird. Und selbst wenn Frauen vaginal entbinden, führen die künstlich eingeleiteten Wehen zu einer Zunahme von Scheidenrissen und Dammschnitten – woraufhin ebenfalls Antibiotika verordnet werden, um Infektionen zu verhindern. Auch Mütter mit Mastitis (Brustdrüsenentzündung) erhalten später häufig Antibiotika. Diese verhindern immer wieder, dass sich gute Bakterien im Darm des Säuglings ansiedeln können.

In den Jahren danach verabreicht man Kindern gegen jede Art von Infektion – ob im Hals, im Ohr oder in den Nebenhöhlen – Antibiotika. Da diese antibiotischen Kuren schon sehr früh anfangen, haben viel zu viele Menschen zeit ihres Lebens eine angegriffene Darmflora und waren nie wirklich gesund. Dieses Phänomen fällt mir in meiner Praxis von Jahr zu Jahr mehr auf. Meiner Erfahrung nach blicken chronisch kranke Menschen, deren Beschwerden sich häufig einer konkreten Diagnose entziehen, auf eine lange Geschichte des Antibiotikakonsums zurück. Je früher sie mit der Einnahme dieser Medikamente begonnen haben, desto komplizierter sind ihre später auftauchenden Symptome und desto schwieriger ist es für den Arzt, eine Diagnose zu stellen. Das trifft auch auf einige meiner Patienten zu. Sie sind jedes Mal ganz überrascht, wenn ich sie frage, ob sie durch Kaiserschnitt geboren wurden – und geben dann zu, dass dem so sei. Ich nenne diese Leute die „Kaiserschnittgeneration".

Gesundheitsbezogene Probleme können aber oft auch unabhängig von der Anzahl vorheriger Antibiotikaeinnahmen auftauchen. Manche meiner Patienten haben bereits nach einer einzigen Antibiotikabehandlung starke Beschwerden, auch wenn das Medikament absolut notwendig für sie war. So verhielt es sich beispielsweise bei Greg. Er suchte mich wegen einer Reihe unklarer Beschwerden auf. Seit zwei Jahren litt er regelmäßig an erkältungsähnlichen Symptomen, wobei aber nie Fieber oder Husten ausbrachen. Zudem machte er immer wieder depressive Phasen durch, obwohl seine Lebensumstände ihm keinerlei Grund dafür lieferten. Als ich Gregs Krankengeschichte aufnahm, erfuhr ich, dass er zwei Jahre zuvor an einer Lungenentzündung gelitten hatte. Die Ärzte hatten ihm damals – völlig zu Recht – ein sehr starkes Antibiotikum namens Levaquin [in der EU: Tavanic; Anm. d. Übers.] verschrieben. Seine immer wieder auftauchenden Symptome weckten in Greg den Verdacht, dass er sich nie ganz von der Lungenentzündung erholt hatte. Er war davon überzeugt, dass die Bakterien seiner Lunge bleibenden Schaden zugefügt hatten. Auf einem Thoraxröntgen zeigte sich jedoch kein Narbengewebe. Ich erklärte Greg, dass er sich in Wahrheit nie von den Antibiotika erholt hatte, die man ihm zum Abtöten der Bakterien in seiner Lunge verordnet hatte. Das Medikament war zwar lebensrettend gewesen, weil es seine Atemwege befreit hatte, doch es hatte sein Leben beeinträchtigt, weil es zugleich die nützlichen Bakterien in seinem Darm abgetötet hatte. Gregs Darmflora war dezimiert worden, wodurch sein Darm geschädigt worden war – und aus diesem Grund erwiesen sich seine erkältungsähnlichen Symptome als derart hartnäckig.

Der geschädigte Darm lieferte auch eine Erklärung für seine Depressionen. Gregs „zweites Gehirn" war erschöpft und verwirrt. Es reagierte auf die Alarmzeichen des Immunsystems, das in den vollen Abwehrmodus übergegangen war, weil das Levaquin eine Dysbiose und zusätzlich intestinale Hyperpermeabilität hervorgerufen hatte. Als mein Team und ich uns darauf konzentrierten, Gregs Darm zu sanieren und vor allem wieder ausreichend gute Bakterien darin anzusiedeln, konnten wir seine anhaltenden Beschwerden zur Gänze beseitigen.

An dieser Stelle möchte ich eines festhalten: Ich behaupte nicht, dass wir keine Antibiotika einnehmen sollen, wenn sie medizinisch erforderlich sind. Antibiotika haben mir das Leben gerettet, als ich mit meiner doppelseitigen Lungenentzündung auf dem Sofa meines Freundes Richard fast in meinem Schweiß ertrunken wäre. Das Problem ist nur, dass Antibiotika heute unverhältnismäßig und unverantwortlich oft eingesetzt werden. Wir sind auf dem besten Weg, die guten Bakterien auf unserem Planeten auszulöschen, obwohl wir ohne sie höchstwahrscheinlich kein gesundes Leben führen können. Die Ärzteschaft – und da schließe ich mich ein – sollte bei der Verschreibung von Antibiotika vorsichtiger und aufmerksamer sein, statt sofort ein Rezept auszustellen.

Doch auch damit werden wir nur bis zu einem gewissen Punkt gelangen. Es gibt nämlich noch andere, viel heimtückischere Antibiotika, die unsere Darmflora schwächen. Sie finden sich in unseren Lebensmitteln. Einige der Antibiotika, die Ärzte ihren menschlichen Patienten verabreichen, werden von der Nahrungsmittelindustrie an Nutztiere verfüttert – und auch sie töten unsere guten Bakterien ab. Dazu muss man noch die Menge an Antibiotika rechnen, die von der Industrie sämtlichen vorgefertigten Lebensmitteln – lieferbar in Schachteln, Glasgefäßen, Plastikbeuteln oder Flaschen – beigegeben werden. Während der Verarbeitung werden diese Lebensmittel mit jeder Menge Chemikalien versetzt, um Bakterien oder Pilze abzutöten, die ansonsten die Haltbarkeit verkürzen würden. Die Nahrungsmittelindustrie nennt diese Substanzen Konservierungsstoffe, doch im Prinzip funktionieren sie genau wie Antibiotika. Weitere Chemikalien wie Farbstoffe oder Zusätze, die die Textur, den Geruch und den Geschmack des Lebensmittels verändern, erschweren den guten Bakterien das Überleben ebenfalls. Aber wie sonst sollte man etwas jahrelang haltbar machen, ohne dass es verfault? Wenn Sie nächstes Mal durch die Regalreihen eines Supermarkts gehen, denken Sie bitte daran, dass die längere Haltbarkeit jedes behandelten Lebensmittels Ihre eigene Haltbarkeitsdauer verkürzt.

Die Darmflora leidet aber auch noch unter anderen Zivilisationskrankheiten: den großen Mengen Nahrung, die wir zu uns nehmen, den übertriebenen Lebensmittelkombinationen und der Häufigkeit, mit der wir essen. Noch nie in der Geschichte der Menschheit wurden beispielsweise so viele Nahrungsmittelgruppen kombiniert wie in unserer heutigen Ernährung. Wir mischen bei einer einzigen Mahlzeit verschiedene Arten Gemüse und Obst durcheinander. Viele dieser Kombinationen sind unnatürlich und schaden den guten Bakterien, indem sie ein Darmklima schaffen, in dem opportunistische Organismen gedeihen können. Millionen Menschen hören auf die Medien (und die medizinischen „Experten“, die darin zu Wort kommen) und essen mehr Obst. Wenn Sie aber an einer Überbesiedelung mit Hefen leiden, was nach der Einnahme von Antibiotika durchaus vorkommen kann, gießen Sie mit Obst nur Öl ins Feuer. Der im Obst enthaltene Zucker gehört nämlich zu den „Lieblingsspeisen“ der Hefepilze.

Opportunistische Organismen reisen dauernd im Verdauungstrakt von oben nach unten. Sie können sich aber nur im Darm ansiedeln, wenn dort keine nützlichen Bakterien vorhanden sind, die sie davon abhalten. Haben sich diese gefährlichen Neubewohner erst einmal festgesetzt, versuchen sie uns möglichst viele wertvolle Nährstoffe abzujagen. Sie fressen sich mit dem Junkfood voll, das wir in uns hineinstopfen – und obwohl es für uns keinerlei

Nährwert hat, gedeihen diese Organismen dabei bestens. Dann greifen Parasiten unsere geschwächten Zellen und Gewebe an und machen sich einen schmackhaften Imbiss daraus, während Viren die DNS der Zellen übernehmen können und ihnen beibringen, noch mehr Viren zu produzieren. Ein solcher Angriff auf die Darmwand hat mehrere Konsequenzen: Zum einen verhindert er, dass der Körper wertvolle Nährstoffe absorbieren kann, die er zur Herstellung von Hormonen, Neurotransmittern, anderen Zellen beziehungsweise zur Unterstützung seiner molekularen Aktivitäten benötigt. Zum anderen setzt er das Immunsystem einer Fülle von Antigenen (mit als bedrohlich wahrgenommenen Oberflächen) aus, die den Selbstverteidigungsmodus unseres Körpers auslösen. Weiterhin belastet ein solcher Angriff das zweite Gehirn, das plötzlich all diese Immunantworten koordinieren muss und keine Kapazität mehr dafür hat, viele der Hauptfunktionen des Körpers zu steuern und zu überwachen.

Ein gutes Beispiel dafür sind die B-Vitamine. Sie gehören zu den wichtigsten der von Bakterien abhängigen Nährstoffe, die der Körper braucht, um unter anderem rote Blutkörperchen im Knochenmark zu produzieren, die chemischen Reaktionen für die in der Leber stattfindende Entgiftung auszulösen und über die Neuronen Neurotransmitter auszuschütten. Ohne gesunde Darmflora kann unser Körper die B-Vitamine aber nicht vollständig resorbieren und daher auch diese wesentlichen Aufgaben nicht erfüllen. Gleiches gilt für viele andere auf Bakterien angewiesene Nährstoffe, wodurch faktisch jede biochemische Reaktion im Körper beeinträchtigt werden kann – mit möglicherweise verheerenden Folgen. Ein ungesundes, gestörtes Verhältnis von Mikroorganismen im Darm ist als Dysbiose bekannt – und die unvermeidliche Konsequenz aus den unnatürlichen Verhältnissen, in denen wir leben. Dabei handelt es sich um etwas, das wohl die meisten von uns betrifft. Wir alle leiden an Dysbiose, mancher mehr, mancher weniger. Leider lässt sich diese Störung nur schwer diagnostizieren und manchmal auch sehr schwer beheben.

Man kann die Bedeutung einer gesunden Darmflora gar nicht genug betonen. Diverse Studien deuten darauf hin, dass Veränderungen in der Zusammensetzung der Darmbakterien mit so unterschiedlichen Krankheiten wie Adipositas, chronisch-entzündlichen Darmerkrankungen, Asthma, seelischen Störungen und vielen anderen in Zusammenhang stehen. So entdeckten zum Beispiel chinesische und europäische Wissenschaftler im Herbst 2012, dass sich die Darmflora von Patienten mit Typ-2-Diabetes deutlich von der gesunder Menschen unterscheidet. Die Studie ergab, dass sich im Darm von Typ-2-Diabetikern ein aggressiveres bakterielles Milieu findet – also zu wenige gute Bakterien und zu viele opportunistische Pathogene.

Wenn Erreger in den Verdauungstrakt eindringen, agieren sie zumeist noch unabhängig voneinander. Selbst wenn es Milliarden von ihnen gibt, sind sie physisch voneinander getrennt. Sind sie aber erst einmal im Körper, dann begreifen sie schnell, dass sie gemeinsam stärker sind. Bis zu 80 Prozent der Organismen, die im Darm und im Rest des Körpers Probleme verursachen, leben in enger Gemeinschaft. Und das bedeutet nicht etwa, dass sie nebeneinander existieren würden, sondern dass sie ganze Gebäude errichten, in denen sie zusammenleben, riesige Eigentumswohnanlagen voller Mikroorganismen. Sobald sich ein paar opportunistische Organismen im Darm in unmittelbarer Nähe zueinander befinden, beginnen sie eine schleimige Gelatinsubstanz zu produzieren, mit der sie sich umgeben und die sich mit der Umhüllung der Bakterie von nebenan verbindet. In der medizinischen Fachsprache wird diese gemeinsame Umhüllung als Biofilm bezeichnet und ist Gegenstand vieler Untersuchungen; vor allem deshalb, weil dadurch die Organismen in unserem Körper tausendmal antibiotikaresistenter werden. Das funktioniert so: Verschiedene Bakterien- und Parasitenarten sowie Candida (eine Hefegattung) teilen sich denselben Biofilm; das heißt, dass von jeder Spezies nur wenige Exemplare vorhanden sein müssen, um eine respekteinflößende Armee zu mobilisieren, die vereint die Darmwand und das darmassoziierte Immunsystem angreift. Ihre Schutzschicht macht sie widerstandsfähig gegen andere Erreger, aber auch gegen das körpereigene Immunsystem oder Antibiotika. Und diese Schutzschicht ist noch dazu äußerst raffiniert gestaltet; sie enthält sogar Kanäle, durch die Nahrungsmittel und Abfallstoffe befördert werden.

Obendrein besitzt dieser Biofilm noch die Fähigkeit, Mineralien und Metalle (vor allem Schwermetalle) an sich zu binden; dazu gehören etwa Kalzium und Eisen beziehungsweise Quecksilber und Blei. Durch diese Mineralien und Metalle wird der Biofilm härter, wodurch er noch schwerer zu beseitigen ist. Will man den Darm wirklich sanieren, dann muss man sämtliche Organismen entfernen, die nicht dorthin gehören. Es gibt natürliche Waffen gegen diese Kleinstlebewesen – unter anderem Wermut, Beifuß, Gewürznelken, Knoblauch, Oreganoöl, Berberin und Wilde Pistazie. Zu den pharmazeutischen Waffen gehören Antibiotika, Antimykotika und Antiparasitika. Wenn diese Waffen jedoch wirksam sein sollen, muss zuerst der Biofilm beseitigt werden, oder die Organismen müssen daran gehindert werden, ihn überhaupt erst zu produzieren. Es könnte sogar notwendig sein, die im Biofilm enthaltenen Mineralien und Metalle zu chelatieren, um ihn aufzuweichen. Es gibt mehrere bekannte Methoden, Biofilme aufzulösen, und viele weitere werden gerade erforscht. Wir werden dieses Wissen im CLEAN DARM-Programm anwenden.

Die Darmwand als Achillesferse unseres Körpers

Wie ich schon im vorigen Kapitel dargelegt habe, erfüllt die Darmwand drei bedeutende Funktionen: erstens verdaut und resorbiert sie Nahrung, zweitens schirmt sie das Immunsystem vor jedem Kontakt mit fremden Oberflächen (Antigene aus unverdauter Nahrung sowie nützliche und schädliche Organismen) ab und drittens beseitigt sie Abfallstoffe aus dem Blutkreislauf. Bei einer Schädigung der Darmwand werden alle drei Funktionen beeinträchtigt.

Die Darmwand kann auf zahlreiche Arten geschädigt werden. Sie hat zwar keine flache, glatte Oberfläche wie die Haut, ähnelt ihr aber dennoch. Die Haut ist eine physische Barriere zwischen der Innen- und der Außenseite Ihres Körpers, die Fremdorganismen und andere Substanzen daran hindert, in den Körperkreislauf einzudringen. Dabei handelt es sich um eine äußerst wichtige Aufgabe, von deren Gelingen Ihr Überleben abhängt. Fremdorganismen können nämlich tödlich sein oder schwere Schäden anrichten, wenn sie in die Blutbahn gelangen, weshalb man ja auch Schnitte und Kratzer desinfizieren sollte. Wenn die Haut beschädigt ist, können Organismen viel leichter in den Körper eindringen.

Für die Haut in Ihrem Verdauungstrakt gilt dasselbe. Sind ihre Zellen von opportunistischen Organismen befallen oder können sie sich nicht mehr teilen und so beschädigte Zellen ersetzen, dann bilden sich Löcher in der Darmwand. Die Zellen der Darmwand benötigen bestimmte Bausteine, um sich weiterhin teilen und abgestorbene Zellen durch neue ersetzen zu können. Einige dieser Bausteine – wie etwa Glutamin – sind im Körper nur dann jederzeit vorhanden, wenn man einer gesunden Ernährungsweise folgt und einen gesunden Darm besitzt, der diese Nährstoffe verarbeiten und absorbieren kann. Ist das nicht der Fall, dann bilden sich keine neuen Zellen, die Lücken in der Darmwand schließen. Doch auch wenn in der Wand Ihrer Eingeweide keine Ziegelsteine fehlen, können sich die Schlussleisten zwischen ihnen lockern, was ebenfalls die Durchlässigkeit der Darmschleimhaut erhöht.

So sieht die Anatomie eines durchlässigen Darms aus. Und was lässt dieser Darm genau durch? Zwei Dinge: Mikroorganismen und Informationen. Die Informationen verbergen sich in den Oberflächen von unverdauter Nahrung, Organismen und toxischen Molekülen, mit denen sich wegen der Lücken in der Darmwand nun das Immunsystem befassen muss. Es ist unvollständig verdauter Nahrung, Giftstoffen und einer Menagerie von Mikroorganismen direkt ausgesetzt, obwohl es eigentlich nie mit diesen Substanzen in Berührung kommen hätte sollen.

Wenn die Darmwand erodiert, reduziert sich naturgemäß auch ihre Fähigkeit, Nährstoffe zu resorbieren. In Wahrheit sind wir nicht das, was wir essen – sondern das, was wir absorbieren. Ohne die lebenswichtigen Nährstoffe verlangsamen sich die wichtigen Systeme und Prozesse im Körper, wodurch dieser nicht genügend Abfallstoffe aus dem Blutkreislauf entfernen kann, was wiederum zu toxischen Ablagerungen führt.

Der Darm – dieses empfindliche, hochkomplexe und präzise Instrument des Körpers – funktioniert unter natürlichen Bedingungen perfekt. Doch die von uns selbst geschaffenen Lebensbedingungen haben die Darmflora und die Darmwand zu zerstören begonnen, die damit zu den ersten Opfern unserer unnatürlichen Lebensweise wurden. Ihr langsamer Verfall lässt Millionen Menschen in aller Welt erkranken. Sobald Darmflora und -wand geschädigt werden, reagiert der Körper mit speziellen Überlebensmechanismen und einem ausgeklügelten Anpassungs- und Kompensationsprozess, der paradoxerweise den Körper noch weiter schwächt.

Das ist unsere Achillesferse. Die beiden anderen Teile des Darms – das darmassoziierte Immunsystem und das Darmgehirn – müssen sich anpassen, die Schädigungen kompensieren und vor allem überleben, während das sie umgebende Unterstützungssystem nach und nach versagt.

GALT: Chaos im Heimatschutzministerium

Wenn die Darmflora und die Darmwand erodieren, wird das darmassoziierte Immunsystem (GALT) mit einer bisher nie dagewesenen Anzahl von Organismen, unverdauten Nahrungsmitteln und toxischen Chemikalien konfrontiert, deren Oberflächen vom Körper alle als fremd identifiziert werden. Durch die Sicherheitslücke wird – wie bereits erwähnt – das Immunsystem des Darms aktiviert, wodurch sofort eine Vielzahl von Reaktionen ausgelöst wird. Diese Reaktionen sind keineswegs falsch, auch wenn wir sie so erleben. Die scheinbaren Fehler können sich in Form unspezifischer Beschwerden wie beispielsweise Erschöpfungszuständen (deren Ursache notorisch schwer zu ermitteln ist) zeigen. Besonders bei einem hyperaktiven GALT treten solche Symptome auf. Würde man sämtliche GALT-Zellen isolieren und zu einer Masse zusammenfügen, dann wäre diese größer als einer der Oberschenkelstrecker, also der größten Muskeln im menschlichen Körper. Ein Muskel hat die Aufgabe, sich zusammenziehen und eine Bewegung zu bewirken. Genau das tun funktionierende Muskelzellen auch, und sie verbrauchen dabei Energie. Stellen Sie sich nun vor, wie erschöpft Sie wären, wenn Sie eine Krankheit hätten, die ihre Oberschenkelstrecker dauernd zur Kontraktion zwingt. Der Zusammenhang zwischen einem derart aktiven Muskel und der körperlichen Erschöpfung wäre leicht herzustellen: Sie würden beobachten und spüren können, wie sich der Muskel zusammenzieht und entspannt, immer und immer wieder.

Ein darmassoziiertes Immunsystem im permanenten Angriffsmodus – also etwas, an dem wir heute mehr oder weniger alle laborieren – lässt sich mit einem Oberschenkelstrecker in permanenter Bewegung vergleichen, auch wenn die GALT-Zellen eine andere Funktion haben. Zwar arbeiten sie (wenigstens im Vergleich zum kontrahierenden Oberschenkelstrecker) still und leise, doch verrichten sie dabei nicht weniger schwere und anstrengende Arbeit. Wenn die GALT-Zellen angreifen, verbrauchen sie wertvolle Ressourcen und Energie, wie ein Bataillon im Krieg. Die GALT-Zellen erzeugen Antikörper und vermehren sich. Sie lösen alle möglichen chemischen Reaktionen aus, die wiederum im restlichen Körper Auswirkungen haben. Ein Beispiel: Wenn Mastzellen Histamin erzeugen und freisetzen, blockiert das unter anderem die Atemwege, erweitert die Blutgefäße und löst Schleimsekretion sowie Juckreiz aus. Und da fühlt man sich schon einmal erschöpft, ohne dass man mit dem Finger auf die eigentliche Ursache deuten könnte.

Das darmassoziierte Immunsystem kann auf viele verschiedene Arten Chaos in den Zellen, Geweben und Organen des Körpers anrichten. Bei vielen Patienten, mit denen ich in meiner Praxis zu tun habe, scheint das Immunsystem durcheinandergeraten zu sein. In den mildesten Ausprägungen kann das zu spezifischen Symptomen wie Niesen, Juckreiz oder Husten führen. Diese Mechanismen werden im Allgemeinen vom Immunsystem aktiviert, um Eindringlinge loszuwerden. Niesen und Husten sind Versuche, durch die Luft übertragene Organismen wie Pollen oder Milben zu beseitigen; es ist nur logisch, dass das Immunsystem bei ihrem Auftreten alle möglichen Maßnahmen ergreift. Mittels Juckreiz fordert das Immunsystem Sie auf, sich zu kratzen, um einen Angreifer in der Haut oder den Schleimhäuten – beispielsweise den Augenlidern und der Nase – wegzuschaffen. Viele meiner Patienten, die davon überzeugt waren, an jahreszeitlich bedingten Allergien zu leiden, waren nach einer Darmsanierung von den erwähnten Symptomen befreit. Die Pollen sind zwar nach wie vor da, lösen aber keine allergische Reaktion mehr aus.

Manche Menschen haben dieselben Symptome, allerdings wird das GALT bei ihnen durch bestimmte Nahrungsmittel aktiviert. Folgt die Reaktion un-

DER GESCHÄDIGTE DARM – UNSERE ACHILLESFERSE

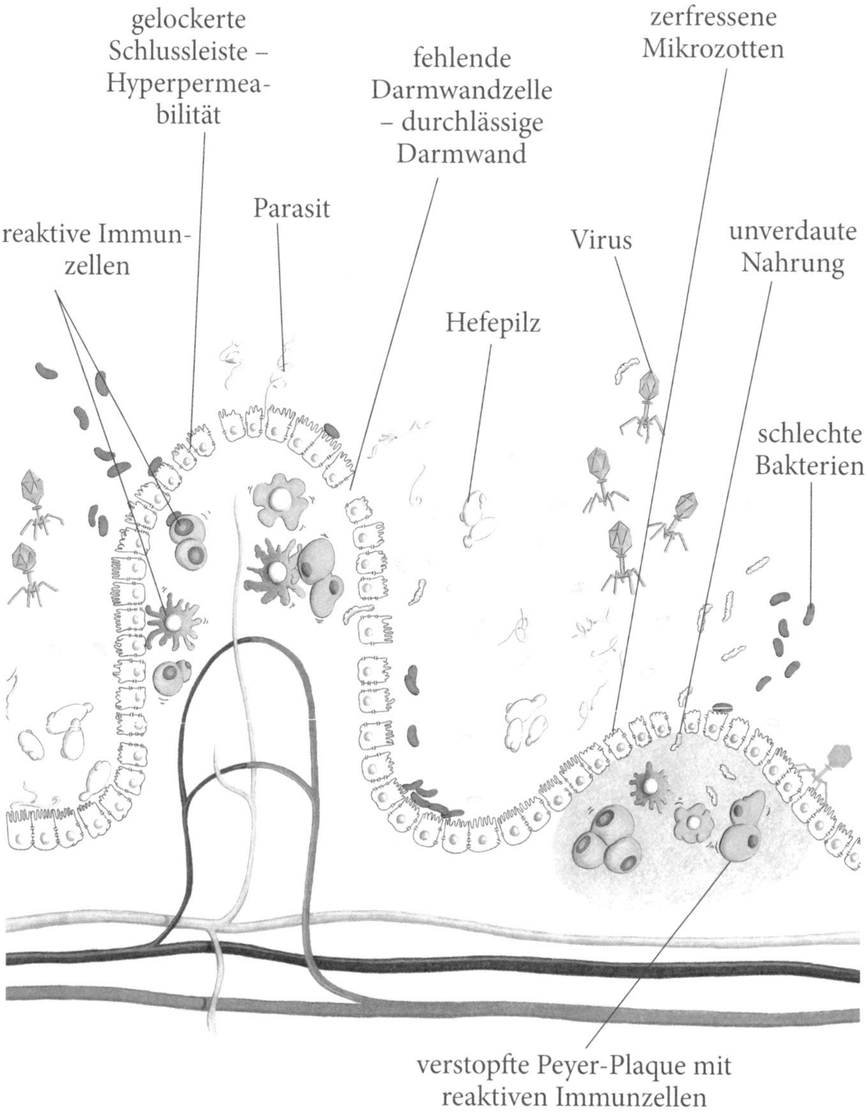

mittelbar auf den Verzehr, kann man den Zusammenhang mit dem nachfolgenden Juckreiz oder Husten eventuell selbst nachvollziehen. Doch das GALT hat auch verzögerte Reaktionsmechanismen, sodass Jucken oder Husten erst bis zu 72 Stunden später auftreten können. Gelegentlich zeigt sich eine Schädigung des Darms aber auch durch Symptome, die keine unmittelbar erkennbare Funktion haben, zum Beispiel Hautausschläge und Läsionen. Wenn ich Ausschläge sehe, die nicht offenkundig auf einen direkten Kontakt wie einen Insektenstich zurückzuführen sind, dann untersuche ich auf Eindringlinge wie etwa Parasiten im Darm. Parasiten können das darmassoziierte Immunsystem auf vielfältige Weise beeinflussen, was sich an den seltsamsten Symptomen zeigt. In den schwersten Ausprägungen können die durch das darmassoziierte Immunsystem ausgelösten Mechanismen im totalen Chaos enden und das rätselhafteste aller biologischen Verwirrspiele hervorrufen: eine Autoimmunerkrankung.

Um meinen Patienten verständlich zu machen, wie das funktioniert, verwende ich einen – zugegebenermaßen recht simplen – Vergleich, der die Komplexität des Immunsystems illustrieren soll. Damit fällt es leichter, die Arbeitsweise des Immunsystems (in diesem Fall des GALT) zu durchschauen und auch zu begreifen, wodurch es durcheinandergebracht werden kann. Sie kennen doch sicher Lego-Bausteine. Für sich allein genommen hat jeder dieser Bausteine eine ganz einfache Form. Setzt man aber ein paar Legosteine zusammen, so können sie praktisch jede Form annehmen, von einem Haus bis zu etwas viel Komplexerem, vielleicht einem Apfel oder einer Blume. Wenn Sie einem Freund etwas mit Lego Zusammengebautes zeigen, wird er sofort erkennen, was Sie da konstruieren wollten. Zerlegen Sie das Werk aber wieder in seine Einzelteile, dann wird Ihr Freund nie erraten, welche Konstruktion diese Legosteine noch vor ein paar Minuten ergeben haben. So ähnlich verhält es sich mit Nahrungsmitteln auf zellulärer, molekularer Ebene. Die Nahrung, die wir zu uns nehmen, setzt sich üblicherweise aus drei Hauptbestandteilen zusammen: Proteinen, Kohlehydraten und Fetten. Darunter sind andere Nährstoffe wie Mineralien und Vitamine gemischt. Wenn Nahrung in Peptide, Aminosäuren (= kleinere Proteinbausteine), einfachere Kohlehydrate und einfachere Fette aufgespalten wird, kann sie über die Darmwand und die Schlussleisten resorbiert werden. An dieser Stelle wartet das GALT darauf, Oberflächen abzutasten. Solange die hereinkommende Nahrung in kleine Stückchen mit neutraler Oberfläche zerlegt ist, ist für das GALT alles in Ordnung.

Wie bereits erwähnt, erkennt das Immunsystem unseres Körpers Oberflächen. Unsere Zellen haben genau identifizierbare Oberflächen, ebenso wie Mikroorganismen, unverdaute Nahrung und Fremdstoffe. Jede Oberfläche hat einen Code, und jede Immunzelle ist mit einer Datenbank von Codes ausgestattet, die den erlaubten oder als „Selbst“ erkannten Oberflächen zugeordnet sind. Das Immunsystem im Darm tastet ununterbrochen sämtliche Oberflächen ab, die die Darmwand durchdringen. Wird eine Oberfläche nicht als „Selbst“ erkannt, setzt das GALT eine Reihe von Maßnahmen in Gang, die der vermuteten Bedrohung entsprechen. Dann signalisiert es – durch das Darmgehirn, aber auch durch Immunzellen, die ihre Station im Darm verlassen und mit dem Blut zirkulieren – dem ganzen Körper, dass sämtliche Substanzen mit dem gefährlichen Oberflächencode zerstört werden sollen. Wird die Bedrohung als sehr ernst erkannt, ergeht der Befehl, auch Objekte mit einem ähnlichen Oberflächencode zu vernichten. Manchmal fallen allerdings unsere eigenen Zellen und Gewebe in die Kategorie „ähnlich“, weshalb das Immunsystem in diesen Fällen beginnt, die eigenen Körperzellen anzugreifen.

Mittlerweile wissen wir ziemlich viel über Oberflächen und ihre Codes sowie die Reaktion des Immunsystems darauf. Aber wir verstehen noch lange nicht alles. Beim Menschen ist dieses Oberflächencode-System als humanes Leukozytenantigen-System (HLA-System) bekannt, und diese Oberflächen sind Teil des Haupthistokompatibilitätskomplexes (MHC; von engl.: „Major Histocompatibility Complex“). Die Spondylarthropathien zum Beispiel – eine Gruppe der Autoimmunerkrankungen, zu der unter anderem Spondylitis ankylosans (= Morbus Bechterew oder verbiegende/versteifende Wirbelentzündung), reaktive Arthritis und rheumatoide Arthritis (auch: primär chronische Polyarthritis) gehören – haben immer mit dem Oberflächencode HLA-B27 zu tun. Auch bei anderen Autoimmunerkrankungen wie Colitis ulcerosa, Morbus Crohn, der Augenentzündung Iritis sowie Hautläsionen tritt der Oberflächencode von HLA-B27 in Erscheinung. Wie das HLA-B27-Antigen das Immunsystem beeinflusst, wurde noch nicht vollständig geklärt. Eine Theorie besagt, dass viele im Darm vorhandene Mikroorganismen wie etwa die Stäbchenbakterien der Gattung Klebsiella den HLA-B27-Code aufweisen. Bei einer Hyperpermeabilität des Darms wird das darmassoziierte Immunsystem mit dieser Oberfläche konfrontiert. Dadurch kommt es derart durcheinander, dass es schließlich Gelenke und Organe im Körper anzugreifen beginnt.

Das passierte auch bei Magdalena und vielen meiner anderen Patienten, bei denen Autoimmunerkrankungen festgestellt wurden. Unter all den heute grassierenden Krankheiten sind Autoimmunerkrankungen jene, die Ärzte nach wie vor in große Erklärungsnot bringen. Warum bekämpft sich der Körper selbst? Wie ist es möglich, dass das Immunsystem, das ja eigentlich perfekt darauf abgestimmt ist, Eindringlinge zu identifizieren und zu beseitigen, plötzlich den eigenen Körper für den Feind hält? Man hat den Eindruck, dass das Immunsystem nicht mehr genau weiß, was „Selbst“ und „Nicht-Selbst“ ist.

Welche Autoimmunerkrankung man hat, hängt davon ab, welches Gewebe oder welche Organgruppe vom Immunsystem angegriffen wird. Ich sage meinen Patienten immer, dass es nicht wirklich wichtig ist, an welcher Autoimmunerkrankung sie leiden. Vielmehr gehe es darum, wie – oder warum – das Immunsystem so durcheinandergeraten ist. Und diese Verwirrung geht fast immer vom selben Ort im Körper aus: dem Darm.

Die Schilddrüsenerkrankung Hashimoto-Thyreoiditis ist ein weiteres Beispiel für ein verwirrtes Immunsystem, das den Körper attackiert. Sie entsteht oft als Kreuzreaktion auf Gluten. In einem Darm mit intestinaler Hyperpermeabilität kommt das GALT mit Gluten in Berührung und beginnt, es anzugreifen. Leider sind bestimmte Teile des Schilddrüsensystems mit Oberflächen ausgestattet, die denen des Glutens sehr ähneln; daher wird dann auch die Schilddrüse attackiert.

Viel einfacher kann ich es Ihnen nicht erklären – und selbst das liest sich noch kompliziert genug. Die genaue wissenschaftliche Erläuterung ist noch verwirrender, manchmal sogar für Rheumatologen, die ja eigentlich Experten für Autoimmunerkrankungen sind. Vielleicht liegt es an den unzähligen Begriffen und Ideen, dass die Ärzte kein schlechtes Gewissen dabei haben, einfach den Rezeptblock zur Hand zu nehmen und ihren Patienten Steroide oder eine Chemotherapie zu verschreiben.

Die Anzahl der Autoimmunerkrankungen steigt. Ich habe fast täglich mit Menschen zu tun, die an diesen Krankheiten leiden und mit einer Steroid- oder Chemotherapie begonnen haben, um das Immunsystem zu schwächen. In vielen Fällen kann eine Darmsanierung die Verwirrung des Immunsystems beheben und erspart meinen Patienten nicht nur die Einnahme so starker Medikamente, sondern macht sie auch wieder völlig gesund.

Das zweite Gehirn: GPS-Fehlfunktion

Das Gehirn im Darm hat selbst unter optimalen Bedingungen unglaublich viel zu tun. Es koordiniert permanent fast alle Aspekte der Darmfunktionen. Man denke nur an die Peristaltik, die Anspannung der Muskeln im Verdauungstrakt, dank der sich Nahrung und Abfallstoffe durch den Darm bewegen können. Bei diesem peristaltischen Vorgang sendet das zweite Gehirn über Nervenfasern Signale an sämtliche Muskelzellen, wobei es gleichzeitig die

Signale zum und vom GALT koordiniert. So stimmt es nicht nur die GALT-Aktivitäten in den verschiedenen Stationen des Immunsystems im Darm ab, sondern verbindet das GALT auch mit dem Rest des Immunsystems im Körper. Damit stellt das Darmgehirn dem GALT also eine Kommunikationsinfrastruktur zur Verfügung.

Gleichzeitig steuert das Darmgehirn die Ausgleichsreaktionen des Hormonsystems. Das wohl bekannteste Beispiel dafür ist die Stimulierung der Nebenniere, die als erste physische Reaktion auf Stress mehr Cortisol produzieren soll. Das so ausgeschüttete Cortisol erhöht den Blutzuckerspiegel, wodurch der Körper wiederum dazu angeregt wird, mehr Insulin herzustellen.

Das Darmgehirn ist auch in hohem Maße in den Verdauungsvorgang involviert, weil es viele seiner Prozesse steuert – zum Beispiel das zur rechten Zeit erfolgende Auspressen des Gallenblaseninhalts in den Dünndarm. Zudem unterstützt es die Koordination und den Haushalt der Hormone, indem es mit Drüsen und Geweben kommuniziert. (In Kapitel 3 wurden weitere Funktionen des Darmgehirns behandelt; aus Platzgründen ist es hier unmöglich, auf alle näher einzugehen.)

Liegen Dysbiose und intestinale Hyperpermeabilität vor, dann muss das Darmgehirn einen Teil seiner Aufmerksamkeit der Koordination der GALT-Reaktionen widmen und auch andere Ungleichgewichte kompensieren, die durch unsere Achillesferse – den geschädigten Darm – entstehen. Bald ist das zweite Gehirn so mit seinen „Notfall"-Funktionen beschäftigt, dass es seine ursprünglichen Aufgaben nicht mehr vollstäsndig wahrnehmen kann. Die Peristaltik gehört zu den ersten Opfern dieser Krisensituation. Verstopfung ist eine der weltweit verbreitetsten Beschwerden, auch wenn die meisten Menschen gar nicht bemerken, dass sie daran leiden. Sie halten einen Stuhlgang am Tag für das höchste der Gefühle; dabei ist schon das eine milde Form der Verstopfung.

Neuronen kommunizieren miteinander, indem sie Neurotransmitter herstellen und ausschütten. Um sie in ausreichendem Maße produzieren zu können, brauchen sie Nährstoffe. Einige der für die Herstellung von Neurotransmittern notwendigen Nährstoffe – wie die B-Vitamine, Magnesium, Kalzium und Kalium – sind jedoch in einem Darm mit Dysbiose und vermindertem Resorptionsvermögen sehr bald nicht mehr genügend vorhanden. Dadurch wird die Funktionsstörung des zweiten Gehirns noch verschärft.

■ ■ ■

Nun haben wir also einige Antworten auf die Frage, was uns krank macht. Im Folgenden wollen wir uns die weltweit häufigsten chronischen Erkrankungen etwas näher ansehen und herausfinden, wie sie auf eine Fehlfunktion des Darms zurückgeführt werden können. Dann werden wir auch besser verstehen, warum es der wichtigste Schritt zu lebenslanger Gesundheit ist, den Darm zu sanieren und zu heilen.

Kapitel 5

Überleben – als Krankheit getarnt

Eines schönen Morgens vor nicht allzu langer Zeit sah ich etwas äußerst Bemerkenswertes, als ich gerade meine Hauseinfahrt herunterspazierte: einen Bambushalm, der direkt aus dem Asphalt wuchs. Er hatte den versiegelten Boden durchstoßen, als wäre der aus Papier. Das erinnerte mich wieder einmal daran, dass der Überlebenstrieb die stärkste Kraft der Natur ist.

Unsere Körper sind mit derselben Intelligenz ausgestattet.

Sind Sie jemals ein bisschen länger unter Wasser geblieben als sonst? Sind Sie bis an den Punkt gelangt, an dem Ihr Körper ganz dringend Luft braucht und zu kämpfen beginnt? Was nach diesem Punkt kommt – der heldenhafte Kampf eines Menschen, der unbedingt wieder atmen will –, ist das klassische Beispiel dafür, wie sich der Überlebenstrieb bei menschlichen Wesen auswirken kann. Auf zellulärer und molekularer Ebene ist dieser Überlebenskampf nicht weniger dramatisch oder intensiv. Milliarden Zellen in unserem Körper durchlaufen in jeder Sekunde an jedem Tag Billionen chemische Reaktionen, um unser Überleben sicherzustellen. Einfach ausgedrückt: Wir sind zum Überleben geschaffen.

Wenn die Natur unsere Körper aber ganz gezielt zu Überlebenskünstlern gemacht hat, warum werden wir dann immer wieder krank? Die Antwort ist ganz einfach: Wir werden nicht krank, weil unsere Körper gar nicht wissen, wie das geht. Was wir Krankheiten nennen, sind nur andere Überlebensmechanismen; also im Wesentlichen so etwas wie der Versuch des Körpers, einen Bambushalm durch Beton wachsen zu lassen.

Der bekannteste Überlebensmechanismus ist die Kampf-oder-Flucht-Reaktion. Sich einem Kampf zu stellen oder um sein Leben zu laufen sind zwar zwei sehr unterschiedliche Dinge, doch sie haben etwas gemeinsam: Beides kann man besser, wenn der Körper physiologisch zu außerordentlichen Anstrengungen fähig ist. Um diesen Mechanismus auszulösen, setzt Ihr Körper Millionen molekulare Reaktionen und zelluläre Prozesse in Gang, deren genaue Erläuterung eine ganze Enzyklopädie füllen würde. Im Grunde genommen passiert aber nichts anderes, als dass Ihre Nebenniere sehr schnell Adrenalin und Noradrenalin freisetzt. Dadurch ziehen sich die Muskelzellen in Ihrer Iris zusammen, sodass Sie schärfer und besser sehen. Auch die Zellen im Sinusknoten Ihres Herzens – der Herzschrittmacher, den Ihnen die Natur mitgegeben hat – werden dadurch veranlasst, Ihren Puls zu beschleunigen, wodurch auch Ihr Blutdruck steigt. Das wiederum sorgt dafür, dass Ihre Zellen viel schneller Glukose und Sauerstoff verbrennen und Ihre Nervenzellen ihre elektrischen Impulse schneller aussenden. Ein beschleunigter Herzschlag, erhöhter Blutdruck und die verbesserte Sicht erhöhen die Chancen, dass Sie erfolgreich vor einer Gefahr flüchten oder sich im Kampf behaupten können – und damit steigen Ihre Überlebenschancen.

Das Immunsystem funktioniert ganz ähnlich. Für verschiedene Situationen stehen ihm viele verschiedene Handlungsoptionen zur Verfügung, die wiederum zu sehr unterschiedlichen Ergebnissen führen können. Je nach Bedrohungsszenario wird ein anderer Teil der Immunsystem-Armee aufs Schlachtfeld beordert. Neutrophile (die häufigsten weißen Blutkörperchen) greifen Bakterien an, während Monozyten (eine andere Art weiße Blutkörperchen) gegen Viren vorgehen. Beim Auftreten von Allergien werden Eosinophile und Mastzellen an die Front geschickt; Phagozyten sind indes darauf spezialisiert, tote Zellen und Fremdobjekte zu fressen.

Das Immunsystem reagiert also auf jede Art der Bedrohung anders. Doch ein Phänomen taucht als Reaktion auf die meisten Gefahren auf: die Entzündung. Als Entzündung bezeichnet man eine Reihe grundlegender Reaktionen, die körperintern dafür sorgen, dass die Immunzellen ihre Arbeit möglichst effizient verrichten können. Die Vasodilatation (Erweiterung) sowie die erhöhte Durchlässigkeit der Blutgefäße sind nur zwei dieser Grundreaktionen. Sie ermöglichen es den Immunzellen, aus den Blutgefäßen in die Körperregion zu wandern, wo sie gerade benötigt werden. Im Zentrum einer lokalen Entzündung steigt auch die Temperatur an, weil Immunzellen bei etwas höheren Temperaturen besser arbeiten. Im größeren Maßstab ist das auch der Grund, warum der Körper bei einem Mehrbedarf an Immunaktivität – wie etwa bei Infektionen – Fieber entwickelt.

Lokale Entzündungen unterstützen das Immunsystem nicht nur dabei, sich auf den Kampf gegen fremde Eindringlinge vorzubereiten und dann gegen diese vorzugehen, sondern erzeugen auch das richtige körperinterne Klima für die Reparatur der betroffenen Region, das Verarzten der verletzten Zell- und Organstrukturen und die Narbenbildung, sodass im Endeffekt das geschädigte Gewebe wieder in den Urzustand zurückversetzt werden kann. Somit ist eine örtlich begrenzte Entzündung eine geradezu perfekte Überlebensreaktion und ganz und gar nicht die Vorstufe zu den meisten chronischen Erkrankungen, wie heute behauptet wird.

Das Problem entsteht erst dann, wenn die Entzündung systemisch wird – das heißt, im gesamten System verbreitet ist, den ganzen Körper betrifft. Eine systemische Entzündung kann jahrelang unentdeckt bleiben und tatsächlich zu chronischen Erkrankungen wie Herzleiden, Krebs, Diabetes und allen möglichen Autoimmunerkrankungen führen.

Das Phänomen der systemischen Entzündung lässt sich nur schwer begreifen. Am ehesten kann man es noch verstehen, wenn man an die Blutgerinnung denkt, die eng mit der Entzündung verwandt ist. Die Blutgerinnung ist ein fundamentaler, überlebenswichtiger Prozess. Kurz zusammengefasst funktioniert sie wie folgt: Im Blutkreislauf zirkulieren eine Gruppe normalerweise inaktiver Proteine (Gerinnungsfaktoren) und Zellen (Thrombozyten) mit, die aktiviert werden, wenn ein Blutgefäß verletzt wird. Dann müssen sie möglichst schnell einen Blutpfropf oder Thrombus bilden, um die Blutung zu stoppen. Es handelt sich dabei um einen lebensrettenden, örtlich begrenzten Überlebensmechanismus. Würde dieser Vorgang plötzlich systemisch und brächte das gesamte im Körper befindliche Blut zum Gerinnen, dann muss man kein Arzt sein, um das Ergebnis vorherzusagen: ein schneller Tod.

Die Entzündung ist der Blutgerinnung sehr ähnlich. Wie die Gerinnungsfaktoren zirkulieren auch die Zellen und Moleküle, die eine Entzündung erst möglich machen, im Normalzustand inaktiv durch die Blutbahnen, bis sie benötigt werden. Wird dann ein Gewebe geschädigt oder befallen, so wird die Entzündung lokal „aktiviert". Es kann aber auch passieren, dass sie systemisch aktiviert wird. Sobald eine Entzündung systemisch wird, kann sie verheerende Schäden anrichten. In der Funktionellen Medizin vergleicht man die Entzündung oft mit einem Flächenbrand, der unerbittlich alles zerstört, was sich ihm in den Weg stellt. Wo die lokale Entzündung nur eine problematische Region erwärmt, verbrennt die systemische Entzündung den Patienten buchstäblich von innen heraus.

Die Preisfrage lautet nun, wie es zu einer systemischen Entzündung kommen kann. Warum leiden so viele Menschen darunter, dass ihr Entzündungssystem ständig aktiviert wird? Das vorliegende Buch liefert die Antwort auf diese Frage – und zugleich einen Lösungsansatz: Der chronischen Erkrankung geht die systemische Entzündung voraus. Doch vor der systemischen Entzündung steht die Fehlfunktion des Darms.

Eine systemische Entzündung kann zwar unterschiedliche Körperteile betreffen, lässt sich aber fast immer zum Darm zurückverfolgen. Und das bedeutet, dass die meisten Symptome und Krankheiten, die sich in verschiedenen Körperregionen – vom Herz bis zu den Gelenken – manifestieren, in

Wahrheit nur komplexe Auswirkungen oder ausgeklügelte Tarnungen einer einzigen Grundursache sind: der Darmdysfunktion.

Im Rest dieses Kapitels werde ich einige der weltweit heute am häufigsten auftretenden chronischen Krankheitsbilder und Symptome beschreiben und sie auf ihren Ursprung im Darm zurückführen.

Herzleiden

Die häufigste Todesursache in den USA ist die koronare Herzkrankheit, mit der ich als Kardiologe einen großen Teil meines Lebensunterhalts verdiene. Für mich ist sie aber gar keine Krankheit, sondern das beste Beispiel für einen Überlebensmechanismus, der tödlich geworden ist. Und sie kann im Darm ihren Anfang nehmen.

Wird die Gefäßinnenwand einer Arterie verletzt – was durchaus oft vorkommt, weil Stress und hoher Blutdruck die Arterie zu stark ausdehnen – oder von giftigen, das Gewebe reizenden Molekülen wie Nikotin, Transfetten, Chlor, Lebensmittelzusatzstoffen und Oxidantien zerkratzt, dann flickt der Körper die entstandenen Risse mit Cholesterinplaques (einer Art Pflaster) zusammen, um zu verhindern, dass die Arterienwand noch mehr beschädigt wird und blutet. Eine solche Plaque verschafft den Zellen in der Arterienwand auch genügend Zeit, sich zu teilen und die verletzte Stelle unter der Plaque mit neuen Zellen zu reparieren. Wenn der Normalzustand auf natürliche Weise wiederhergestellt ist, wird die Cholesterinplaque aufgelöst und die Arterie sieht aus wie neu. Vergleichbar ist das mit einer Hautverletzung, über der sich eine Kruste bildet. Darunter bilden sich neue Zellen und reparieren die beschädigte Stelle, und wenn der Schorf abfällt, ist die Haut wieder unversehrt. Diese elementaren Aktivitäten werden stets von lokalen Entzündungen ausgelöst und in Gang gehalten. Ist die Gefäßinnenwand der Arterie erst einmal repariert, dann absorbiert der Körper die Plaque, weil sie nicht länger benötigt wird.

Wir haben hier ein gutes Beispiel für einen perfekten Überlebensmechanismus. Das ist er zumindest, wenn die Reizung nicht anhält – aber das tut sie, hauptsächlich wegen der unnatürlichen Bedingungen, unter denen wir heute leben. Infolgedessen schaltet sich der Mechanismus, der die Plaques bildet, nie wieder ab, wenn er einmal angeschaltet ist. Die systemische Entzündung, die häufig dank einer Fehlfunktion des Darms bestehen bleibt, führt zu einer Überstimulation. Die Plaques werden nicht mehr zurückgebildet, sondern stattdessen immer neue aufgebaut, bis sie in ihrer Masse den Blutfluss in der

Arterie blockieren. Unter natürlichen Lebensbedingungen funktionieren die Plaquebildungs- und -rückbildungsmechanismen perfekt, weil nur gelegentlich Stresssituationen und ungünstige Stoffwechsellagen auftreten – und sich beizeiten auch wieder legen. Schädlich werden diese Vorgänge erst dann, wenn der Körper wegen einer systemischen Entzündung unter ständiger Belastung steht.

Ist eine systemische Entzündung vorhanden, dann werden die Arterien öfter und stärker gereizt. Eine chronische, anhaltende systemische Entzündung gilt in der Schulmedizin bereits als die Hauptursache für eine koronare Herzkrankheit. Medikamente aus der Gruppe der Statine wie Lipitor [im dt. Sprachraum u.a.: Sortis, Atoris; Anm. d. Übers.] und Crestor [im dt. Sprachraum: Rosuvastatin; Anm. d. Übers.] verhindern Herzinfarkte vor allem wegen ihrer entzündungshemmenden Wirkung und nicht etwa, weil sie – wie viele Ärzte und Patienten glauben – den Cholesterinspiegel senken. Statine blockieren auf chemischem Weg die Kaskade von Reaktionen, die eine systemische Entzündung herbeiführen.

Erst wenn allgemein anerkannt ist, dass eine chronische, anhaltende systemische Entzündung in den meisten Fällen eine Überlebensreaktion auf einen funktionsgestörten Darm ist, werden wir die häufigste Ursache für Leid und Tod in der westlichen Welt ernsthaft angehen können.

Es gibt aber auch noch weitere Zusammenhänge zwischen Herz und Darm. Im Folgenden werde ich von einem solchen Zusammenhang berichten, der sogar mein Vorstellungsvermögen beinahe übersteigt: Die meisten Menschen wissen, dass starke Schmerzen in der linken Brust auf einen Herzinfarkt hindeuten und man bei ihrem Auftreten sofort den Rettungsdienst rufen oder selbst in die Notaufnahme fahren sollte. Das Problem dabei ist nur, dass Herzinfarkte nicht immer Brustschmerzen verursachen. Manchmal können sie sich auch auf untypische Weise zeigen, sodass der Patient an eine andere Ursache seiner Beschwerden glaubt – und das geht oft tödlich aus. Das häufigste atypische Erscheinungsbild sind Magenbeschwerden. Ich verstehe dieses Phänomen auch noch nicht ganz, sehe aber ein verblüffendes Paradoxon darin: Der Darm kann jahrelang krank sein, ohne irgendwelche Symptome hervorzurufen – doch genau im Augenblick eines Herzinfarkts, wenn es so wichtig für uns wäre, den Ursprung der Beschwerden im Herz lokalisieren zu können, spielt er uns einen Streich und verschafft uns Symptome wie Schwindel und Verdauungsstörungen, die uns vom wahren Leiden ablenken und daher hochgefährlich sind. Ich frage mich, ob diese Darmsymptome nicht vielleicht ein verzweifelter Versuch unserer Intuition sind, uns auf den Ernst der Lage hinzuweisen. Ein Darm, der eine systemische Entzündung hervorruft, hat zweifelsohne auch ein schwer überarbeitetes zweites Gehirn, in dem bekanntlich die Intuition sitzt. Magenbeschwerden während eines Herzinfarkts könnten also eine Botschaft unseres verstörten Intuitionsorgans sein.

Die koronare Herzkrankheit ist nicht das einzige Herzleiden, das stark mit dem Darm zusammenhängt. Bill litt an einem ganz anderen Problem. Mit 93 Jahren war er immer noch unglaublich aktiv und produktiv. Sein Tagesprogramm bestand aus journalistischer Arbeit, dem Verfassen von Büchern, Schwimmen, Spazierengehen, Studieren und einem regen gesellschaftlichen Leben. Als er merkte, dass er oft kurzatmig war, suchte er diverse Ärzte auf und landete schließlich in der Praxis eines prominenten Herzspezialisten. Nach mehreren Laboruntersuchungen stellte sich heraus, dass seine Aortenklappe – die Herzklappe am Ursprung der Aorta, direkt an der linken Herzkammer – stark verengt war; man bezeichnet dieses Krankheitsbild als Aortenklappenstenose. Zuvor hatte er nie vermutet, dass mit seinem Herzen etwas nicht in Ordnung sein könnte. Nicht einmal eine Woche später hatte er bereits einen Operationstermin, bei dem man ihm eine künstliche Herzklappe einsetzen wollte. Es erübrigt sich zu erwähnen, dass ein solcher Eingriff äußerst riskant ist. Doch Bills Familie, seine Freunde und vor allem sein Herzchirurg hatten ihm so viel Angst eingejagt, dass er in die Operation einwilligte. Vorher wollte er aber unbedingt noch eine zweite Meinung einholen.

Da er mein Buch „Clean" gelesen hatte, machte er sich einen Termin mit mir aus. Ich untersuchte ihn im Lenox Hill Hospital, wo ich feststellte, dass seine Aortenklappe tatsächlich mittelgradig bis stark verengt war. Als wir aber gemeinsam seine Krankengeschichte besprachen, fand ich heraus, dass seine Beschwerden nach einer Antibiotikabehandlung begonnen hatten, die er wegen einer Harnwegsinfektion hatte machen müssen. Bill fühlte sich seither nicht nur kurzatmig, sondern nach den Mahlzeiten auch aufgebläht. Ich verordnete ihm sofort ein Darmsanierungsprogramm, das er noch vor seinem OP-Termin machen sollte. Zu seiner Überraschung (aber nicht meiner) legte sich seine Kurzatmigkeit binnen zehn Tagen völlig, ebenso wie die Blähungen. Am Ende des dreiwöchigen Programms fühlte er sich so gut, dass er die Operation absagte. Sein funktionsgestörter Darm hatte viel zu viel Sauerstoff verbraucht; dadurch war die Kurzatmigkeit verursacht worden. Wenn das Darmsanierungsprogramm auch seine Aortenklappe nicht ausdehnen konnte, so sorgte es wenigstens dafür, dass seine Dysbiose ein Ende fand und sein GALT sich beruhigte. Dadurch wurden der dringend benötigte Sauerstoff und die Energie verfügbar, die Bill brauchte, um sein normales Leben wieder aufzunehmen.

Seine Aortenklappe war wahrscheinlich schon seit Jahrzehnten verengt gewesen, doch die Kurzatmigkeit war erst aufgetreten, als sein Darm durch die Antibiotika geschädigt worden war. Eine Aortenklappenstenose verschlimmert sich üblicherweise, und irgendwann ist eine künstliche Herzklappe nötig. Wäre Bill um einiges jünger gewesen, hätte ich ihm den Eingriff wahrscheinlich auch dringend angeraten. Doch mit 93 Jahren hätte ihn ein Eingriff am offenen Herzen wahrscheinlich umgebracht oder seine Lebensqualität stark vermindert, womöglich bis zum Ende seines Lebens. Die Darmsanierung ersparte ihm jedoch die Operation und ließ vor allem seine Symptome völlig verschwinden.

Krebs

Krebs ist die Bezeichnung für eine ganze Reihe unterschiedlicher Krankheiten, die eines gemeinsam haben: Eine Gruppe von Zellen beginnt den Körper zu terrorisieren. Die Terroristenzellen töten die unschuldigen Zellen in ihrem Umfeld ab, indem sie sich unverhältnismäßig vermehren, auf die umliegenden Gewebe und Organe drücken, den gesunden Zellen Nährstoffe stehlen und Giftstoffe in den Blutkreislauf einschleusen.

Die aktuelle Schulmedizin verfolgt den Ansatz, mit schweren Geschützen (Chemotherapie) gegen die Terroristen vorzugehen oder sie mittels chirurgischer Eingriffe herauszuschneiden. Die Chemotherapie zielt darauf ab, die Teilung sich schnell vermehrender Zellen zu verhindern; dabei tötet sie aber auch gesunde Zellen ab, die sich eigentlich ungestört schnell teilen sollten, um die Körperfunktionen zu unterstützen. Das gilt für die roten Blutkörperchen im Knochenmark, die Immunzellen, die Keimzellen und die Zellen in der Darmwand; der Verlust der letztgenannten führt zu Hyperpermeabilität und Malabsorption. Mit anderen Worten: Durch Chemotherapie werden schädliche Substanzen in den Blutkreislauf eingeschleust, während es dem Körper gleichzeitig erschwert wird, Nährstoffe aus der Nahrung aufzunehmen.

Häufig bringt die Chemotherapie den Patienten schneller unter die Erde als der Krebs. Und dennoch fühlen sich sowohl der Patient als auch seine Familie und seine Ärzte erleichtert, weil sie doch alles getan haben, was man angeblich tun kann. Mir ist es auch so gegangen, nachdem mein Vater an Krebs gestorben war. Ich hatte ihn immer zu seinen Chemotherapiesitzungen begleitet und hilflos zusehen müssen, wie er immer magerer wurde, bis er nur mehr aus Haut und Knochen bestand. Ich frage mich bis heute, was wohl geschehen wäre, wenn ich damals schon gewusst hätte, was ich jetzt weiß. Hätte ich den Krebs als eine Anhäufung von Zellen betrachtet, die nur zu überleben versuchen, wäre es dann möglich gewesen, meinen Vater zu retten, statt ihn langsam mittels Chemotherapie umzubringen? Was wäre gewesen, wenn wir keine chemischen Massenvernichtungswaffen eingesetzt, sondern stattdessen versucht hätten, den schlechten Gesundheitszustand zu verbessern, der diese Zellen überhaupt erst dazu brachte, sich gegen meinen Vater zu wenden? Was, wenn wir uns für eine ganzheitliche Heilmethode entschieden hätten?

Eine gesunde Zelle hat ein paar Grundbedürfnisse, so wie jeder anständige, gesetzestreue Bürger auch: einen sicheren, sauberen Platz zum Leben, Nahrung, Ausbildung und Unterhaltung. Und wie im wirklichen Leben passieren auch auf Zellniveau schlechte Dinge, wenn die Lebensumstände schlecht sind. Wenn die Straßen verdreckt, voller Gewalt und unsicher sind, wenn die Luft verpestet ist, man hungern muss oder feindliche Truppen immer wieder über die Grenzen ins Land eindringen, wird sogar der bravste Bürger irgendwann extremistisch oder gewalttätig. Fragt man einen Terroristen, warum er tut, was er tut, dann wird man höchstwahrscheinlich die Antwort erhalten, dass er völlig richtig handelt – nur das System sei unfair, und die Bedingungen, unter denen er existieren muss, seien unerträglich. Oder er behauptet, so schlechte Zukunftsaussichten zu haben, dass er und seine Gruppe mit allen Mitteln ums Überleben kämpfen müssen, auch wenn dabei andere getötet werden. So furchtbar das klingt: Krebszellen verhalten sich genauso.

Im Körper sind die Straßen (Arterien) verdreckt (toxisch), das Klima ist vergiftet (durch Übersäuerung), das Essen ist schlecht (Mangel an Nährstoffen) und feindliche Truppen dringen regelmäßig über die Grenzen ein (Viren, Bakterien, Parasiten und Pilze spielen bei verschiedenen Krebsarten eine Rolle). Zugleich feuern die Truppen des Heimatschutzministeriums gefährliche Waffen ab (systemische Entzündung), was Normalbürger (gesunde Zellen) in vielen Fällen zu Terroristen (Krebszellen) werden lässt.

Die Umstände begünstigen also die Entstehung und Ausbreitung von Terroristenzellen. Und systemische Entzündung, Nährstoffmangel, Übersäuerung, die Aufnahme von Giftstoffen und das Eindringen fremder Organismen sind direkte Folgen einer Fehlfunktion des Darms.

Ich will hier nicht allzu sehr vereinfachen. Krebs wird durch mehrere Faktoren verursacht. Doch auch die genetischen Faktoren hängen mit dem Darm zusammen. Hat man ein genetisch bedingtes höheres Krebsrisiko, heißt das noch lange nicht, dass der Krebs auch wirklich ausbricht. Gene können durch die Bedingungen, unter denen die Zelle existiert, an- und abgeschaltet werden. Die Wissenschaftsdisziplin Nutrigenomik befasst sich damit, wie Nährstoffe, der Mangel an Nährstoffen oder toxische Moleküle, die mit der Nahrung aufgenommen werden, ein Gen aktivieren können, das zuvor inaktiv war. Und die Bedingungen, unter denen Krebsgene angeschaltet werden, haben meistens mit einer Fehlfunktion des Darms zu tun.

Es gibt aber auch krebsfördernde Toxine, die nicht durch den Darm in den Körper eindringen. Giftige Gase etwa werden über die Lunge aufgenommen und viele Toxine über die Haut, ebenso wie manche Mikroorganismen. Es ist aber wahrscheinlicher, dass sie eine Krebserkrankung auslösen, wenn sie auf eine bereits bestehende systemische Entzündung treffen. Und dabei handelt es sich in den meisten Fällen um einen fehlgeleiteten Überlebensmechanimus, der durch eine Darmfunktionsstörung ausgelöst wird.

Eine Darmsanierung und die Bewahrung einer guten Darmgesundheit erhöhen daher in jeder Hinsicht Ihre Chance, wieder gesund zu werden, wenn Sie bereits an einer Krebserkrankung leiden. Sind Sie aber noch gesund, dann eignet sich nichts anderes so gut dafür, Krebs erst gar nicht entstehen zu lassen.

Depression

Als man 1997 eine Depression bei mir diagnostizierte, erklärte mir mein Psychiater, dass mein Gehirn nicht ausreichend Serotonin produziere. Während er das sagte, deutete er auf seinen Kopf – eine Geste, mit der er ganz offensichtlich darauf hinweisen wollte, wo die faulen Neuronen saßen. Jahrelang dachte ich nicht an diese Begebenheit. Erst 2006, während meines ersten Kurses in Funktioneller Medizin, begriff ich, dass die Neuronen im Darm im gesunden Körper einen Großteil des benötigten Serotonins herstellen. Mein Psychiater hatte also völlig falsch gelegen, als er auf seinen Kopf gedeutet hatte; er hätte lieber auf den Bauch zeigen sollen. Und ich hatte mich geirrt, als ich meine Neuronen für faul gehalten hatte. In Wirklichkeit hatten sie mehr Arbeit geleistet als unter normalen Bedingungen. Allerdings hatten ihnen dabei die erforderlichen Rohstoffe gefehlt, oder sie waren mit anderen Tätigkeiten beschäftigt, weil im Körper Alarmzustand herrschte, wie das bei einer Funktionsstörung im Darm eben üblich ist.

Serotonin ist einer von vielen Neurotransmittern – auf Proteinen basierende Moleküle, mit deren Hilfe die Neuronen einander Nachrichten zukommen lassen. Auf diese Art kommunizieren Neuronen miteinander. Serotonin ist jener Neurotransmitter, der im Allgemeinen für das Gefühl von Glück und Wohlbefinden verantwortlich gemacht wird; ein Mangel an Serotonin wird von der Medizin mit Depression in Verbindung gebracht. Zur Serotoninsynthese sind spezielle Nährstoffe wie 5-Hydroxytryptophan (5-HTP), Vitamin B_6, Magnesium und Kalzium vonnöten. Wenn der Darm funktionsgestört und seine Resorptionsfähigkeit vermindert ist, gehören diese äußerst wichtigen Nährstoffe zu den ersten, die knapp werden. Und ohne sie können die Neuronen nicht ausreichend Serotonin produzieren.

Dabei ist eine Resorptionsstörung nur eine Möglichkeit, wie eine Fehlfunktion des Darms zu verminderter Serotoninausschüttung und damit zu einer Depression führen kann. Es kann auch vorkommen, dass das zweite Gehirn im Darm seine Prioritäten anders setzen muss. Wie bereits erwähnt, ist das zweite Gehirn für viele verschiedene Prozesse verantwortlich. Bei einer Darmfunktionsstörung muss es zur Koordination der einsetzenden Überlebensmechanismen mehr Energie und Ressourcen aufwenden und kann sich daher nicht mehr so gut um die Bereitstellung eines gesunden Serotoninspiegels kümmern. Auch wenn genügend Nährstoffe vorhanden sind, werden diese zur Produktion anderer Neurotransmitter wie Dopamin, Adrenalin, Noradrenalin und GABA (γ-Aminobuttersäure) verwendet, mit deren Hilfe die Neuronen versuchen, die Angriffe des Immunsystems abzuwehren und diverse Kompensationsmechanismen zu steuern. Wird aber nicht ausreichend Serotonin ausgeschüttet, dann versinken Körper, Geist und Seele in einer Depression.

Serotonin beeinflusst nicht nur Stimmung und Glücksgefühle, sondern auch einige Darmfunktionen wie Motilität und Verdauung. In meinem Fall trat die Fehlfunktion des zweiten Gehirns nicht nur als Depression in Erscheinung, sondern auch als Reizdarmsyndrom (RDS). Deshalb verschreiben Ärzte bei RDS oft Antidepressiva: Sie lindern dessen Symptome.

Die Depression ist weltweit im Ansteigen begriffen. Die Weltgesundheitsorganisation WHO schätzt, dass insgesamt mehr als 350 Millionen Menschen davon betroffen sind. Die Vorstellung, dass im Laufe eines Jahres ganze fünf Prozent der Weltbevölkerung an einer Depression leiden, ist ungeheuerlich. Es gibt kein Land, keinen Kontinent und keine Region, in dem diese psychische Störung nicht auftritt. Viele Experten glauben, dass die Depression global gesehen bald alle anderen Krankheiten überholen wird.

Als ich depressiv war, fühlte ich mich verloren, unfähig zu neuen Ideen oder Einsichten und von Zweifeln geplagt. Heute weiß ich, dass daran die Fehlfunktion meines zweiten Gehirns – das für die Intuition zuständig ist – schuld war. Die Neuronen in meinem Darm hatten zu viel damit zu tun, meinem Immunsystem beim Kampf gegen die Dysbiose und die erhöhte Durchlässigkeit meines Verdauungstrakts zu helfen. Erst als mein Darm sich dank Darmsanierung und pfleglicher Behandlung erholt hatte und wieder in guter Verfassung war, verschwand das Gefühl des Verlorenseins völlig, und ich war plötzlich wieder zielstrebig und willensstark. Damals beschloss ich, jedem davon zu erzählen; und genau aus diesem Grund habe ich das vorliegende Buch geschrieben.

Allergien

Als ich meinen Nachbarn Tim kennenlernte, war er überzeugt, dass er vollkommen gesund sei. Nur wegen seiner Mutter machte er sich Sorgen. Sie hatte wegen einer seltenen Eisenmangelanämie jahrelang Bluttransfusionen und intravenöse Eisensubstitutionen bekommen. Tim war mit der medizinischen Behandlung seiner Mutter – einer wunderbaren Frau namens Barbara – nicht recht zufrieden und fragte mich, ob ich nicht eine andere Therapie wüsste, mit der man ihr helfen könne. Ich besprach mit Barbara ihre Krankengeschichte und schaute mir ihre Befunde an; dann beschloss ich, ihr ein Programm zur Darmsanierung zu verordnen.

Als wir die Vorbereitungen für die Therapie trafen, fiel mir auf, dass Tim immer wieder nieste, sich an der Nase kratzte und die Augen rieb. Er berichtete mir, dass er zwischen den Jahreszeiten immer wieder an Allergien leide und glaube, dass Pollen dafür verantwortlich seien. Für ihn war diese Allergie kein gesundheitliches, sondern eher ein Umweltproblem. Er war weiterhin davon überzeugt, bei blendender Gesundheit zu sein. Abgesehen von gelegentlichen Atemwegsinfekten, gegen die er Antibiotika schluckte, hatte er keine medizinischen Sorgen.

Nachdem ich ihm erklärt hatte, dass seine Allergien höchstwahrscheinlich vom Darm herrührten, erklärte er sich bereit, gleichzeitig mit seiner Mutter das Darmsanierungsprogramm zu absolvieren. Nach Beginn der Therapie besserten sich seine Allergien binnen weniger Tage dramatisch und waren am Ende des Programms ganz verschwunden – und das zu einer Jahreszeit, zu der sie ihn sonst am stärksten plagten. Inzwischen sind drei Jahre vergangen und er hatte seither keine einzige saisonal bedingte allergische Reaktion.

Bei Barbara war das Behandlungsergebnis mindestens ebenso eindrucksvoll. Nach ihrem Darmsanierungsprogramm, gefolgt von ein paar Monaten, in denen sie sich an die CLEAN DARM-Grundsätze hielt, brauchte sie keine Bluttransfusionen mehr. Sie fühlte sich wie neugeboren und sah auch so aus. Ihre Ärzte waren darüber höchst erstaunt.

Als Allergie bezeichnen wir eine Überreaktion des Immunsystems auf weitverbreitete und normalerweise harmlose Umweltstoffe und Eindringlinge. Dabei kommt der Körper mit einer von ihm als bedrohlich identifizierten Oberfläche in Berührung und setzt daher bestimmte Mechanismen in Gang, mit denen er die Fremdstoffe oder Eindringlinge loszuwerden versucht: Niesen, Jucken, Husten oder Tränenfluss sollen das beseitigen, was den Alarm im Immunsystem ausgelöst hat. Unabhängig davon, wo im Körper die Allergie auftaucht, sei es nun in der Lunge oder in der Haut – die Verwirrung des Immunsystems lässt sich fast immer auf eine Darmfunktionsstörung zurückführen.

Wie Millionen Menschen, die von Allergien betroffen sind, glaubte auch Tim, dass die Allergie (in seinem Fall gegen Pollen) sein einziges gesundheitliches Problem sei. Er hatte sich damit abgefunden, dass er während der Pollensaison eben Antiallergika einnehmen musste. Als sein Darmsanierungsprogramm abgeschlossen und damit auch seine Pollenallergie beseitigt war, dachte er ganz anders über dieses Thema.

Er fragte mich, wie das möglich sei, und ich lächelte nur und sagte: „Tim, so hat die Natur das vorgesehen. Ihr Immunsystem an der Grenze zur Lunge hat übertrieben auf die Pollen reagiert. Doch die Pollen konnten diese Reaktion nur auslösen, weil sie in Ihrer Lunge auf überempfindliche Immunzellen trafen. Die waren für die Überreaktion verantwortlich. Die Darmsanierung hat Ihre Symptome beseitigt, weil es eigentlich das Immunsystem im Darm war, das einen systemischen Alarmzustand erzeugt hatte. Es hat mit den Immunzellen kommuniziert und sie überreagieren lassen. Sobald die Fehlfunktion im Darm beseitigt war, konnten Ihnen die Pollen nichts mehr anhaben."

Würden mehr Menschen wie Tim, die an jahreszeitlich bedingten Allergien leiden, ein Programm zur Darmsanierung absolvieren und danach ihren Darm pfleglich behandeln, könnten sie sich viel Leid ersparen. Und das Gesundheitssystem könnte zudem Billionen Dollar einsparen, die alljährlich für rezeptpflichtige und -freie Antiallergene ausgegeben werden.

Autoimmunerkrankungen

Wenn Allergien eine Überreaktion des Immunsystems aufgrund einer Darmfunktionsstörung sind, dann sind Autoimmunerkrankungen die völlige Verwirrung der körpereigenen Abwehrtruppen.

Als Autoimmunerkrankungen bezeichnet man jene Krankheiten, bei denen Teile des Körpers vom eigenen Immunsystem attackiert werden. Irgendetwas läuft da völlig schief – so als wäre der CIA-Direktor gleichzeitig der vom Geheimdienst am meisten gefürchtete und gejagte Terrorist. Wem kann man denn noch trauen, wenn einen schon der eigene Sicherheitsdienst verrät?

Unter den Zivilisationskrankheiten bereiten gerade Autoimmunerkrankungen den Ärzten noch immer große Probleme. Warum bekämpft sich der Körper dabei selbst? Wie ist es möglich, dass das Immunsystem, das ja eigentlich perfekt darauf ausgelegt ist, Eindringlinge zu identifizieren und zu beseitigen, plötzlich den eigenen Körper für den Feind hält?

Ich lernte Elise bei einer Werbeveranstaltung für mein erstes Buch „Clean" in einem Naturkostladen in Manhattan kennen. In meinem Vortrag erwähnte ich kurz, dass die Verwirrung des Immunsystems ihren Ursprung im Darm hat. Nach dem offiziellen Ende der Veranstaltung erzählte mir Elise ihre Geschichte. Seit man bei ihr einen Lupus erythematodes (Schmetterlingsflechte) festgestellt hatte, musste sie gegen ihre Gelenkschmerzen Schmerzmittel und Steroide in hohen Dosierungen einnehmen. Da sich auch damit die Symptome nicht kontrollieren ließen, wollte ihr Rheumatologe nun Chemotherapeutika anwenden. Elise war nach meinem Vortrag aber von der Idee begeistert, es mit einer Darmsanierung zu versuchen – obwohl sie mich wegen einer ärztlichen Beratung konsultiert hatte. Ein paar Monate danach nahm sie via Facebook Kontakt mit mir auf und berichtete, dass sie ihr eigenes Darmsanierungsprogramm zusammengestellt und die Einnahme sämtlicher Medikamente beendet habe. Seither fühlte sie sich um Jahre jünger und sah auch so aus.

Eine der Ursachen, warum das Immunsystem die Körpergewebe angreift, die es eigentlich schützen sollte, ist ein Phänomen namens Kreuzreaktion. Dabei erkennt das Immunsystem im Darm, sofern eine durchlässige Darmwand vorliegt, bedrohliche Oberflächen und signalisiert den anderen Immunzellen des Körpers, dass sie diese Oberflächen auch anderswo bekämpfen sollen (für den Fall, dass der Eindringling schon in den Blutkreislauf gelangt ist). Einige dieser als gefährlich erkannten Oberflächen sind möglicherweise den Oberflächen körpereigener Zellen und Moleküle sehr ähnlich, also attackiert sie das Immunsystem ebenfalls. Es findet eine Kreuzreaktion gegen diese Oberflächen statt, wie das etwa bei der Autoimmunthyreopathie mit Struma alias Hashimoto-Thyreoiditis der Fall ist. Dabei reagiert das Immunsystem mancher Menschen auf Gluten, indem es Antikörper gegen bestimmte Teile ihres Schilddrüsensystems (Autoantikörper gegen Thyreoglobulin und Thyreoperoxidase) bildet, was zu Hypothyreose führt, einer in den USA sehr häufigen

Funktionsstörung der Schilddrüse. Verantwortlich dafür ist eine Kreuzreaktion zwischen Gluten und den besagten Teilen des Schilddrüsensystems.

Autoimmunerkrankungen werden fast immer auf dieselbe Art und Weise behandelt. Zuerst werden schmerzstillende Medikamente und nichtsteroidale Antirheumatika verabreicht (wenn die Erkrankung Schmerzen verursacht); dann wird die Therapie mit Prednison oder einem anderen Steroid – das immunsupprimierend wirkt und die Angriffe auf körpereigene Gewebe abschwächt oder unterbindet – fortgesetzt. Das wirkt sich etwa so aus, als würde man einer Militäreinheit Valium ins Trinkwasser mischen: Die Aufmerksamkeit der Soldaten würde stark zurückgehen; sie wären schlaftrunken. Das hat Vor- und Nachteile. Wenn die Soldaten des Körpers durch Medikamenteneinfluss müde und schläfrig sind, greifen sie auch keine anderen Ziele mehr an. Und das bedeutet, dass man anfälliger für Infektionen, Krebserkrankungen und eine Reihe anderer negativer Begleitscheinungen wie Gewichtszunahme, Ödeme und andere Störungen des Hormonhaushalts wird.

Vergleicht man Steroide mit Valium in den Wasservorräten einer Armee, dann wirkt sich eine Chemotherapie wie Zyankali aus. Schwere Autoimmunerkrankungen werden immer häufiger mit Chemotherapie behandelt – und die bringt, wie bereits erwähnt, das Immunsystem um.

Menschen, die an Autoimmunerkrankungen leiden, sind meist sehr erleichtert zu erfahren, dass die Verwirrung ihres Immunsystems fast immer im Darm beginnt. Und ein noch größerer Stein fällt ihnen vom Herzen, wenn sie ihre Symptome bei wachsender Darmgesundheit schwinden sehen.

Mit Darmsanierungen konnte ich Patienten wie Elise, Magdalena und vielen anderen helfen, ihre Gesundheit wiederzuerlangen und gefährliche Medikamente zu meiden, wie sie bei zahlreichen unterschiedlichen Autoimmunerkrankungen – etwa Morbus Adamantiades-Behçet, Lupus erythematodes, Morbus Bechterew, rheumatoider Arthritis, Hashimoto-Thyreoiditis und anderen – verabreicht werden.

Rückenschmerzen

Rückenschmerzen sind die Volkskrankheit Nummer eins und weltweit der Grund für die meisten Arztbesuche. Oft verbirgt sich auch dahinter eine Darmfunktionsstörung. Was diese beiden Erkrankungen miteinander zu tun haben? Die Antwort auf diese Frage ist so simpel, dass die meisten Ärzte nicht darauf kommen oder sie gar nicht erst in Erwägung ziehen: Es handelt sich schlicht und einfach um ein Platz- und Druckproblem.

Wenn das Immun- und das Nervensystem im Darm gegen Dysbiose und intestinale Hyperpermeabilität (Leaky-Gut-Syndrom) ankämpfen, erhöht sich der Blutfluss, weil sich die Armeen und das Kommunikationsnetz der Immunabwehr plötzlich im Krieg befinden und daher mehr Sauerstoff und Nährstoffe brauchen. Dadurch schwillt der gesamte Darm an, dehnt sich aus und übt verstärkten Druck auf die ihn umgebenden Gewebe und Organe aus. Zuerst presst er gegen die Bauchwand, weil die meisten Menschen dort eine schwache Muskulatur haben und dem Druck daher weniger Widerstand entgegensetzen können. Es kommt zu einem hervortretenden Abdomen, also genau dem berüchtigten Bäuchlein, das vielen Bewohnern der westlichen Welt so viele Sorgen bereitet. Ziehen Sie einmal Ihr Hemd, Ihre Bluse oder Ihr T-Shirt aus und stellen Sie sich seitlich vor den Spiegel. Wenn ihre Bauchwand ausgebeult ist und Sie gerade nicht schwanger sind, könnte es sein, dass Ihr kranker Darm nach außen drückt. Die meisten Menschen glauben zwar, dass es sich bei diesem Phänomen um subkutanes Fett handelt, doch das ist nur teilweise richtig. Sie brauchen nur in ein Fitnessstudio zu gehen und sich dort die älteren Bodybuilder anzuschauen. Diese durchtrainierten Personen haben kaum Fett unter der Haut ihrer Bauchwand, was sich schon dadurch zeigt, dass man die darin liegenden Blutgefäße deutlich sehen kann; dennoch haben viele von ihnen einen vorstehenden, aufgeblähten Bauch.

Der Darm drückt zudem gegen benachbarte abdominale Organe wie die Nieren, die Leber, die Eierstöcke und die Gebärmutter. Dadurch wird der Blutfluss in diesen Organen vermindert und es kommt zu Funktionsstörungen unterschiedlichen Ausmaßes. Darüber hinaus übt er Druck auf die Wirbelsäule und die aus ihr austretenden Spinalnerven aus. Wenn dann noch das Zwerchfell nach oben gepresst wird, staucht das die Lunge im Brustkorb zusammen, was zu Kurzatmigkeit führen kann.

Um den gesteigerten Druck zu kompensieren, passt der Körper seine Haltung an. Und so entstehen Rückenschmerzen in all ihren unterschiedlichen Ausprägungen, die davon abhängen, mit welcher Haltung der betreffende Mensch auf den Druck reagiert, den sein angeschwollener Darm auf diverse Organe ausübt.

Als ich noch krank war, litt auch ich immer wieder unter lähmenden Rückenschmerzen. Zuerst suchte ich deswegen Rückenspezialisten und Chirurgen, Sportärzte und Physiotherapeuten auf. Ich ließ mich mehrmals röntgen und Computer- sowie Magnetresonanztomografien anfertigen. Dabei wurden weder Anzeichen für einen Bandscheibenvorfall – eine häufige Ursache für

Rückenschmerzen und Neuralgien des Ischiasnervs – noch für andere Schäden an der Wirbelsäule entdeckt. Man verordnete mir Muskelrelaxantien, entzündungshemmende Medikamente und Schmerzmittel. Dafür war ich den Ärzten zwar dankbar, aber auf lange Sicht halfen diese Arzneien weder meinem Rücken noch bewahrten sie mich vor einem Wiederauftreten der Anfälle.

In Indien hatte ich einmal sehr starke Rückenschmerzen. Der Chiropraktiker unseres Teams half mir dabei, meine Haltung zu korrigieren. Zusätzlich wurde ich mit Handauflegen (unter anderem nach der Reiki-Methode), Tiefengewebsmassage und Rolfing behandelt. Mittels Yoga versuchte ich meine Rumpfstabilität zu verbessern. Ich befasste mich auch mit den Theorien von Dr. John Sarno, denen zufolge Rückenschmerzen in erster Linie auf aufgestaute emotionale Störungen zurückzuführen sind. Jede dieser Methoden linderte meinen Schmerz auf die eine oder andere Art, doch mein Rücken kam erst ein paar Jahre später wieder in Ordnung, als ich meinen Darm saniert hatte. So konnte ich dann auch erstmals den Zusammenhang zwischen Rückenschmerzen und einer Darmfunktionsstörung herstellen. Die Lektüre der Werke von Dr. Franz Xaver Mayr bestätigte meinen Verdacht.

Millionen Menschen nehmen schmerzstillende Medikamente zu sich, unterziehen sich chirurgischen Eingriffen und machen umfassende Rehabilitationsprogramme durch, um ihre Rückenschmerzen in den Griff zu bekommen. Die Symptome erzeugen viel Leid und verursachen langwierige Arbeitsausfälle. Wie sich gezeigt hat, kann eine Sanierung des Darms jedoch auch viele Arten von Rückenschmerzen beseitigen. Ein gesunder Darm bringt auch einen gesunden Rücken mit sich.

Unfruchtbarkeit

Im weiblichen Körper müssen gewisse Grundvoraussetzungen stimmen, damit ein Embryo heranwachsen kann. Eine Schwangerschaft macht Frauen gesundheitlich anfällig. Für eine optimale Fortpflanzung sind ein allgemeines Gefühl der Sicherheit, sowohl auf individueller als auch auf zellulärer Ebene, sowie eine Fülle an Nährstoffen erforderlich. Befinden sich das darmassoziierte lymphatische Gewebe (GALT) und das zweite Gehirn wegen Dysbiose und einer durchlässigen Darmwand im Alarmzustand, reicht das oft schon aus, um eine Schwangerschaft zu verhindern, weil dadurch eine innere Atmosphäre geschaffen wird, die der Körper als unsicher interpretiert.

Millionen Frauen stehen heute emotional wie physisch unter Stress und können ihrem Körper nicht ausreichend lebenswichtige Nährstoffe zuführen. Eine der Folgen dieses permanenten Alarmzustands ist ein gesteigerter Cortisolspiegel. Cortisol ist das Stresshormon, das dem Körper dabei hilft, mit erhöhter Belastung fertigzuwerden. Wenn von einem Hormon größere Mengen produziert werden, dann sinkt der Spiegel eines anderen Hormons, weil unser Körper stets versucht, eine Homöostase – also ein natürliches Gleichgewicht – herzustellen. Die Hormone, die die Überlebensmechanismen aufrechterhalten, hemmen die Produktion jener Hormone, die das geeignete zelluläre Milieu für Empfängnis und Schwangerschaft schaffen. So hat die Natur das vorgesehen. Wenn eine Frau also ihren Darm saniert und darauf achtet, dass er gesund bleibt, werden auch die Chancen steigen, dass sie schwanger wird.

Glutensensitivität

Fast niemand begreift wirklich, wie stark Gluten die menschliche Gesundheit beeinflusst. Glutensensitivität bringt eine schier endlose Reihe an Symptomen und Erkrankungen hervor. Sie betrifft alle Systeme des Körpers – vom Blut über Fortpflanzungsorgane, Nerven und Hormonhaushalt bis hin zur Leber – und kann zu Zahn-, Haut- und rheumatologischen Beschwerden sowie Enzephalopathien führen.

Gluten wird mit Krebserkrankungen in der Mundhöhle, im Kehlkopf, in der Speiseröhre, im Dünndarm und in den Lymphdrüsen in Verbindung gebracht. Zusammenhänge bestehen auch mit Typ-1-Diabetes und Schilddrüsenerkrankungen wie der Hashimoto-Thyreoiditis (der am weitesten verbreiteten Schilddrüsenstörung in den USA). Bei den meisten Patienten lässt sich die Schilddrüsenfunktion durch eine glutenfreie Ernährung wiederherstellen.

Man nimmt an, dass Glutensensitivität auch mit anderen Autoimmunerkrankungen wie beispielsweise dem Sjögren-Syndrom und der Dermatitis herpetiformis Duhring zu tun hat. Zudem kann sie sich unter anderem auch in Haarausfall (Alopecia areata), Depression, Migräne, Arthritis, Abgeschlagenheit, Osteoporose und Anämie ausdrücken.

Da es so viele wissenschaftlich nachgewiesene oder vermutete Zusammenhänge zwischen Gluten und einer Vielzahl von Erkrankungen gibt, ist es geradezu tragisch, dass Gluten nicht etwa aus unserem Alltag beseitigt, sondern gerade in den USA zu jedem Lebensmittel zugegeben werden.

Gluten ist ein Stoffgemisch aus Proteinen, das im Samen von Getreidesorten wie Weizen, Roggen und Gerste vorkommt. Es ist klebrig und leimähnlich, was es – neben anderen Eigenschaften – besonders nützlich für die Lebensmittelindustrie macht, die Gluten in ihren Erzeugnissen als Bindemittel, Füllstoff, Verdickungsmittel, Texturierungsmittel und Stabilisator einsetzt. Gluten geliert Säfte, die dann als Süßungsmittel eingesetzt werden, verhindert, dass Speisen schrumpfen und austrocknen, und emulgiert Fette. Auch wird es Getränken zugesetzt, damit sie mehr „Gehalt" bekommen. Es kann das Doppelte seines Gewichts an Wasser aufnehmen und wird daher Fleischprodukten und Lebensmittelkonserven hinzugefügt, um die Gewinne der Hersteller zu steigern. Gluten wird auch dazu benutzt, Analogkäse elastischer zu machen. Es ist in Mononatriumglutamat (MNG) enthalten und wird als Glanzmittel für Wursthüllen eingesetzt. Es kommt im Malz vor, mit dem die meisten Frühstücksflocken aromatisiert und eingefärbt werden (auch die, die als glutenfrei beworben werden, weil sie nicht aus glutenhaltigem Getreide hergestellt sind). Es ist als Zusatz in Speiseeis, Mayonnaise, Maismehl und löslichem Kaffee enthalten. Und es findet sich vor allem in den heutzutage beliebtesten Lebensmitteln: Brot, Pizza, Semmeln, Brötchen, Pfannkuchen, Kuchen, Muffins, Pasta, Torten und Gebäck.

Gluten wird zudem als Bindemittel für viele Arznei- und Nahrungsergänzungsmittel eingesetzt.

Zumindest in den Vereinigten Staaten kommt man auf Schritt und Tritt mit Gluten in Berührung. Es ist überall und kann dem Darm großen Schaden zufügen. Zur Verdauung von Gluten stellen die Zellen der Darmwand ein besonderes Enzym namens Transglutaminase her, das Gluten in seine Bausteine – die Peptide Gliadin und Glutenin – zerlegt. Diese werden dann von der Darmwand in den Blutkreislauf resorbiert, wobei das GALT ihre Oberflächen nach bedrohlichen Codes überprüft. Aus Gründen, die wohl nur die Natur begreift, wird die Oberfläche des Glutenins nicht als bedrohlich eingestuft, die von Gliadin aber bei Menschen mit einer bestimmten genetischen Veranlagung schon. Die T-Zellen im darmassoziierten lymphatischen Gewebe sorgen dann dafür, dass Antikörper gegen Gliadin hergestellt werden. Und genau diese Antikörper greifen häufig die in der Darmwand enthaltene Transglutaminase an, wodurch die Darmwand immer rissiger wird. Im Verlauf dieses Prozesses schrumpfen und schwinden die Darmzotten und Mikrovilli, die fingerförmigen Zellfortsätze im Dünndarm, die dessen Oberfläche vergrößern. Und das führt wiederum dazu, dass die Dünndarmschleimhaut überhaupt keine Nährstoffe mehr resorbieren kann. Im schlimmsten Fall haben wir es dann mit einer Krankheit namens Zöliakie zu tun, zu deren möglichen Symptomen Gewichtsverlust, Durchfall, Blähungen, Unterleibsschmerzen und im Kindesalter die Gedeihstörung gehören.

Die Glutensensitivität ist jedoch selten so stark ausgeprägt. Auf jeden Patienten, bei dem eine Zöliakie diagnostiziert wird, kommen schätzungsweise acht andere mit atypischen Symptomen, die eine Ursachenfeststellung erheblich erschweren. Eine Auswertung der vorliegenden medizinischen Daten hat gezeigt, dass Menschen vor der Zöliakie-Diagnose im Durchschnitt bereits zehn Jahre an den beschriebenen Beschwerden leiden.

Zöliakie und ihre milderen atypischen Symptome sind das Resultat einer Autoimmunreaktion, die vom GALT ausgelöst wird, wenn es die Oberfläche von Gliadin erkennt. Auch Glutenin kann eine Reihe von Reaktionen hervorrufen, die im Endeffekt zur Zerstörung der Darmwand und einer Darmfunktionsstörung führen, doch liegt das nicht daran, dass die Glutenin-Oberfläche als bedrohlich identifiziert wird. Vielmehr regt Glutenin das Immunsystem dazu an, eine seiner tödlichsten Waffen namens Interleukin-15 freizusetzen, das normalerweise der Entdeckung und Beseitigung von Krebszellen dient. Interleukin-15 greift die Darmwand an, was Resorptionsstörungen und Durchlässigkeit hervorruft – und das nur aufgrund der chemischen Eigenschaften von Glutenin.

Die Glutensensitivität wird heute als geläufige systemische Autoimmunerkrankung betrachtet. Die aktuelle Schulmedizin beginnt sich mehr und mehr mit den unterschiedlichen Erscheinungsformen dieser Erkrankung und ihrer Wirkung auf verschiedene Organe zu befassen; diese neuen Erkenntnisse sind zum Großteil auf die Arbeit des Instituts für Funktionelle Medizin zurückzuführen. Im Rahmen eines Darmsanierungsprogramms ist es besonders wichtig, Gluten zu vermeiden. Viele Menschen sollten es aber völlig aus ihrer Ernährung streichen.

■ ■ ■

Die Liste der Tarnungen, hinter denen sich eine Darmfunktionsstörung verbirgt, ist damit noch lange nicht zu Ende. Ich könnte ein ganzes Buch über die Fehlfunktion des Darms und die damit zusammenhängenden Krankheiten schreiben. Die vorangegangenen Seiten sollten jedoch ausreichen, um die Beziehung zwischen Darmfunktionsstörungen und chronischen Erkrankungen zu illustrieren. Nach wie vor wird die Darmgesundheit in den von Ärzten vorgeschlagenen Behandlungsoptionen aber weitgehend ignoriert. Der derzeitige schulmedizinische Ansatz ist, was unsere langfristige Gesundheit anbelangt, ganz offensichtlich unhaltbar. Die Krankheit siegt. Doch wir können diese Gleichung neu aufstellen. Wir können unseren Darm sanieren und damit sowohl kurzfristig als auch langfristig unsere Gesundheit verbessern. In den folgenden Kapiteln werde ich mein CLEAN DARM-Programm näher erläutern und Ihnen den dringend benötigten und neuen Weg zu einem krankheitsfreien Leben zeigen.

Kapitel 6

Das CLEAN DARM-Programm

Darmsanierung – wozu?

Magen-Darm-Erkrankungen gehören zu den häufigsten Gründen für einen Arztbesuch. Ihre Bandbreite reicht von leichten Symptomen – Krämpfe, Flatulenz, Verstopfung, aufgeblähter Bauch, Magenschmerzen oder einfach Verdauungsstörungen – bis hin zu lebensbedrohlichen Beschwerden wie Blutungen, Darmverschluss, Infektionen oder schweren Entzündungen. Zu den Diagnosen, die in solchen Fällen gestellt werden, zählen Magengeschwüre, Refluxösophagitis, Gastritis, Divertikulitis, Gallenblasen- oder Blinddarmentzündung, Colitis ulcerosa, Morbus Crohn und das Reizdarmsyndrom.

Viele Symptome dieser Darmfunktionsstörungen lassen sich eindeutig dem Darm zuordnen, weil sie auch dort lokalisiert sind. Wie wir aber bereits gesehen haben, gibt es hinreichend Indizien dafür, dass viele andere Erkrankungen, die auf den ersten Blick gar nichts mit dem Darm zu tun haben, ebenfalls von einer Darmfunktionsstörung herrühren oder zumindest stark davon beeinflusst werden. Dazu gehören unter anderem Krebs, Herzkrankheiten, Depression, Allergien, Autoimmun- und Hauterkrankungen. In meiner ärztlichen Praxis habe ich die Erfahrung gemacht, dass es in vielen Fällen hilft, zuerst eine Darmsanierung anzugehen. Dadurch lassen sich viele der chronischen Erkrankungen, an denen die Menschheit heute leidet, aber auch akute Gesundheitsprobleme heilen oder zumindest deutlich bessern.

Der Darm ist der schwächste Punkt unserer Biologie, weshalb ich ihn auch als Achillesferse des Körpers bezeichne. Er ist jener Teil unseres Körpers, der durch unsere selbst gewählte unnatürliche Lebensweise den größten Schaden erleidet. Wenn Sie heute in einer modernen Stadt leben, können Sie sicher sein, dass ihr Darm in gewissem Maße geschädigt ist; aus dieser Schädigung ergibt sich eine mehr oder weniger schwere Darmfunktionsstörung, die wiederum eine ganze Reihe von Symptomen und Erkrankungen verursacht. Selbst wenn Sie derzeit von keinem dieser Symptome betroffen sein sollten, ist die Darmfunktionsstörung von heute die Krankheitsursache von morgen.

Dieser Gedanke lässt sich leichter nachvollziehen, wenn wir an die Entzündung denken. Wer sich auch nur ein bisschen mit Gesundheitsfragen befasst, wird wissen, dass eine Entzündung unbemerkt bleiben und nach einer langen Latenzperiode zu chronischen Erkrankungen führen kann. Blutuntersuchungen wie der Test auf C-reaktives Protein (CRP) oder zur Verlaufsbeurteilung der Blutsenkungsreaktion (BSR) können Entzündungen entdecken, bevor irgendwelche Symptome auftauchen. Selbst konservativste Vertreter der allopathischen Medizin haben mittlerweile bemerkt, wie gefährlich Entzündungen sind, und ordnen solche Untersuchungen heute routinemäßig an. Das heißt aber noch lange nicht, dass sie auch wissen, was sie mit den Testergebnissen anfangen sollen. Die meisten Ärzte, mit denen ich zusammenkomme, behandeln die Entzündung, als wäre sie die eigentliche Krankheit. Sie wenden dazu alle möglichen entzündungshemmenden Waffen an, vom natürlichen Fischöl bis zu synthetischen Medikamenten wie zum Beispiel Statinen. Nach wie vor halten sie derartige Maßnahmen für präventiv, da die Entzündung ja einer chronischen Erkrankung vorausgeht.

Leider ist jedoch auch dieser medizinische Ansatz nichts anderes als Pillenverschreiben. Konzentrieren wir uns hingegen auf eine Darmsanierung, können wir die systemische Entzündung an der Wurzel packen. Aus diesem Grund ist eine regelmäßige Darmreinigung die beste Art Präventivmedizin, die es gibt. Ich bin fest davon überzeugt, dass regelmäßige Maßnahmen zur Darmsanierung bei vielen meiner Patienten gesundheitliche Probleme verhindert haben – bis hin zur Verlangsamung des unvermeidlichen Alterungsprozesses.

Sooft ich Menschen treffe, die über lange Zeit hinweg bei bester Gesundheit sind, stelle ich ihnen eine Menge Fragen. Und aus ihren Antworten schließe ich, dass sie alle – ob vorsätzlich oder unabsichtlich – Methoden und Prinzipien der Darmsanierung in ihr Leben integriert haben. Auf den folgenden Seiten möchte ich Ihnen den Weg zu langem Leben und vitaler Gesundheit vorstellen. Das CLEAN DARM-Programm ist Ihre Fahrkarte zu einer krankheitsfreien Reise durchs Leben – in der ersten Klasse ohne Aufpreis.

Das CLEAN DARM-Programm im Überblick

In der ersten Phase des CLEAN DARM-Programms werden Sie 21 Tage lang ein flüssiges Frühstück zu sich nehmen und später ein köstliches Mittag- und Abendessen aus dem Speiseplan für einen sauberen Darm genießen. Sie werden auch die empfohlenen Nahrungsergänzungen einnehmen und spezielle Aktivitäten ausüben, die die Darmsanierung optimieren.

Nach der Darmsanierung werden Sie in der zweiten Phase des Programms innerhalb einer Woche bestimmte Lebensmittel wieder in Ihren Speiseplan einführen; an den Reaktionen darauf erkennen Sie, welche Lebensmittel nicht zu Ihrer langfristigen Darmgesundheit beitragen. So schaffen Sie einen Ernährungsplan, der genau auf Ihre individuellen Bedürfnisse und Ihre Lebensweise abgestimmt ist.

Phase 1

Darmsanierung (21 Tage)

Die vier Säulen der Darmsanierung

Das CLEAN DARM-Programm baut auf den vier Säulen der Darmsanierung auf, die in der Funktionellen Medizin auch als die „vier Rs" bekannt sind: „Remove" (Eliminieren/Weglassen), „Replace" (Ersetzen/Hinzufügen), „Reinoculate" (Neubesiedeln) und „Repair" (Reparieren).

Remove (Eliminieren/Weglassen)

In diesem Teil des Programms geht es darum, alles aus dem Darm zu entfernen, was ihn am optimalen Funktionieren hindert. Dabei kann es sich um toxische Organismen wie Viren, Bakterien, Hefen oder Parasiten handeln, aber auch um toxische Moleküle, die wir in den meisten Fällen mit Lebensmitteln und Getränken zu uns nehmen – zum Beispiel Konservierungs- und Zusatzstoffe, Hormone, Antibiotika, Schwermetalle und Chlor (um nur einige zu nennen).

Auch Nahrungsmittel, die keine toxischen Moleküle enthalten, können im Darm toxische Reaktionen auslösen; das gilt etwa für Milchprodukte, Gluten und Getreide. Häufig wirkt sich Nahrung dann negativ auf den Körper aus, indem sie allergische Reaktionen hervorruft. In letzter Zeit werden sich immer mehr Menschen der potenziell allergenen Wirkungen diverser Lebensmittel bewusst, und immer mehr Ärzte ordnen Blutuntersuchungen und Hautprovokationstests an, um die Nahrungsmittelallergien aufzuspüren. Bei den Bluttests wird normalerweise das Auftreten von Antikörpern (Immunglobulinen) gegen bestimmte Nahrungsmittel gemessen. Der Einfluss von Lebensmitteln auf den Körper beschränkt sich aber nicht auf allergische Reaktionen, sondern kann sich auch in der Aktivierung anderer Mechanismen wie etwa Autoimmunreaktionen zeigen. Zudem sind einige andere widrige Umstände möglich: Übersäuerung, Schleimbildung, Blähungen, Verstopfung usw.

Das CLEAN DARM-Programm zielt darauf ab, mit einem Schlag sämtliche Lebensmittel zu beseitigen, die der Darmsanierung im Weg stehen oder sie verzögern – darunter auch einige, von denen sich die toxischen Organismen ernähren und die daher ebenfalls weggelassen werden müssen. Wenn Sie das Programm anwenden und die empfohlenen Nahrungsergänzungen einnehmen, können viele der verbreitetsten Organismen nicht mehr in Ihrem Darm gedeihen. Damit bekämpfen Sie erfolgreich Dysbiose (ausgelöst durch schädliche Bakterien), leichte bis mittelstarke Überbesiedelung mit Hefen und sogar einen sehr leichten Viren- oder Parasitenbefall. (Siehe dazu Seiten 108–109, wo unter dem Titel „Das Wirkungsspektrum des CLEAN DARM-Programms" eine Liste jener gesundheitlichen Beschwerden angeführt ist, die das Programm nicht vollständig beseitigen kann.) Da die überwiegende Mehrheit der in den Körper eindringenden Organismen sich gemeinsam in schützende, abschirmende Biofilme hüllt, ist das CLEAN DARM-Programm so gestaltet, dass es auch diese Biofilme auflöst – in vielen Fällen eine Voraussetzung zur Korrektur einer Dysbiose. (Auf den Seiten 94–95 sind alle empfohlenen Nahrungsergänzungen aufgeführt und es wird erklärt, was sie bewirken.) Es gibt aber auch noch weitere Faktoren, die über den Inhalt des Verdauungstrakts hinausgehen und die daher im CLEAN DARM-Programm nicht ausdrücklich erwähnt sind; dennoch sollte man sie nicht vernachlässigen. So lohnt es sich beispielsweise, Stresssituationen und ungesunden Beziehungen auszuweichen, aber auch, negative Gefühle und Gedanken loszulassen. Ein wichtiger Teil des Eliminierungsvorgangs besteht aber auch darin, möglichst wenige der giftigen Chemikalien zu sich zu nehmen, die im Leitungswasser größerer Städte enthalten sind. Zumindest in den meisten Städten der USA enthält das Wasser toxische Chemikalien wie Chlor und Fluor; außerdem könnten Reste von Medikamenten und sogar Toilettenpapier darin enthalten sein. Eine der wichtigsten Maßnahmen, die wir im Dienste unserer langfristigen Gesundheit ergreifen können, besteht daher darin, sämtliches Wasser im Haushalt (vor allem in der Küche) zu filtern. Ich hatte das Glück, bei meinen Recherchen zu diesem Thema auf William Wendling zu stoßen, der mir immer neue Fakten über Wasserfilterung vermittelt. Er sprüht förmlich vor Informationen und kennt alle möglichen Verfahren – wenn Sie mehr erfahren wollen, besuchen Sie seine Website **www.oxygenozone.com**.

Replace (Ersetzen/Hinzufügen)

Durch das CLEAN DARM-Programm werden dem Körper wertvolle Nährstoffe zugeführt, die er vorher vermisst hat. Dazu gehören Magnesium und andere Mineralien, Vitamine, gute Proteine und Fette, Ballaststoffe und komplexe Kohlehydrate. Das Programm schafft Bedingungen im Darm, unter denen besagte Nährstoffe besser resorbiert werden können. Die Rezepte und empfohlenen Nahrungsergänzungen sollen den Körper mit all den Nährstoffen, die er zum optimalen Funktionieren braucht, geradezu überschwemmen. Dabei geht es insbesondere um Verdauungsenzyme wie Proteasen, Lipasen, Amylasen und Cellulasen, die im Verlauf der Darmsanierung unterstützend wirken.

Reinoculate (Neubesiedeln)

Die Entfernung der „schlechten" Organismen aus dem Darm ist aber nur die halbe Miete. Wir müssen auch die Darmflora – die guten Bakterien des Körpers – wieder ansiedeln und mit den richtigen Nährstoffen versorgen. Das erreichen wir mit den Pro- und Präbiotika, die im CLEAN DARM-Programm enthalten sind. Zu den nützlichsten Arten dieser guten Bakterien gehören Lactobacillus acidophilus, Lactobacillus thermophilus, Lactobacillus bulgaricus, Lactobacillus casei, Saccharomyces boulardii und Bifidobacterium longum, um nur einige zu nennen. Im Programm ist die Aufnahme verschiedener Arten nützlicher Bakterien in ausreichender Menge vorgesehen, um die Chancen auf eine stabile Besiedelung mit guten Bakterien im Darm zu maximieren.

Repair (Reparieren)

Die Darmschleimhaut – also die Zellen, aus denen die Darmwand besteht – muss am dringendsten restauriert werden. Damit diese Zellen sich teilen und wachsen und sich die zwischen ihnen liegenden Schlussleisten straffen und verdichten, um eine durchlässige Darmwand und Hyperpermeabilität zu beseitigen, müssen bestimmte Voraussetzungen geschaffen und essenzielle Nährstoffe bereitgestellt werden. Beides ist im CLEAN DARM-Programm vorgesehen.

„In den letzten paar Wochen waren alle meine Familienmitglieder krank. Sie hatten Fieber, Halsschmerzen und eine schlimme Nebenhöhlenverstopfung. Am Dienstagnachmittag bekam dann auch ich Fieber, Schüttelfrost und meine Drüsen schwollen an. Ich war mir sicher, dass das Virus jetzt auch mich erwischt hatte. Als ich am Mittwochmorgen aufwachte, war ich zwar nicht ganz gesund, fühlte mich aber schon wesentlich besser als in der vergangenen Nacht. Ich hatte riesige Augenringe und spürte einen Druck in den Nebenhöhlen, doch alles in allem war ich davon überzeugt, die Infektion loswerden zu können. Und heute ... absolut nichts mehr! Keine Augenringe, kein Druck; Fieber und angeschwollene Drüsen sind verschwunden. Und ein paar Leute haben mir gesagt, wie gut ich aussehe. Ohne das CLEAN DARM-Programm hätte ich keine Chance gehabt, einen solchen Virus in den Griff zu kriegen!"

– Holly

Die CLEAN DARM-Diät

Die CLEAN-Diät für den Darm konzentriert sich auf den Verzehr leicht verdaulicher, zuckerarmer Lebensmittel, während jene Lebensmittel, die Darmfunktionsstörungen hervorrufen, gemieden werden. Im Folgenden finden Sie eine Reihe von Grundprinzipien, an die Sie sich während des Programms halten sollten, eine Schnellübersicht der erlaubten und verbotenen Nahrungsmittelkategorien sowie eine vollständige Lebensmittelliste zur CLEAN DARM-Diät.

Grundprinzipien

Die 80-20-Regel ist eine einfache Eselsbrücke, um sich zu merken, welche Lebensmittel und wie viel davon Sie essen sollten:

> Füllen Sie Ihren Teller zu 80 Prozent mit Blatt- und anderem Gemüse (roh, gedünstet, gebraten oder gekocht) und zu 20 Prozent mit Protein und guten Fetten (Fleisch, Fisch, Avocado etc.). Sie brauchen keine Kalorien zu zählen. Diese Aufteilung ist rein optisch: Schauen Sie einfach, ob wirklich 80 Prozent Gemüse und 20 Prozent Protein/gute Fette auf Ihrem Teller liegen, das genügt.

Hören Sie zu essen auf, wenn Sie sich zu 80 Prozent satt fühlen. Dadurch kann Ihr Körper leichter verdauen. Absorption und Verdauung sind genauso wichtig wie die Lebensmittel, die Sie essen. Es wird eine Zeit lang dauern, bis Sie herausgefunden haben, wann Sie aufhören müssen – aber wenn Sie während des Programms besonders darauf achten, werden Sie diese Übung auch im Alltag mühelos praktizieren können.

Aufmerksam kombinieren

Um besser verdauen zu können, halten Sie sich beim Kombinieren von Lebensmitteln an die folgenden Regeln:

Kombinieren Sie Gemüse und Blattgemüse mit tierischen Proteinen (Fisch, Fleisch, Eier).

Kombinieren Sie Gemüse und Blattgemüse mit pflanzlichen Proteinen (Linsen).

Kombinieren Sie *nicht* tierische und pflanzliche Proteine miteinander. (Essen Sie also beispielsweise nicht Huhn mit Quinoa, sondern entweder Huhn mit Gemüse oder Quinoa mit Gemüse.)

Schnellübersicht[1]

Hier finden Sie einen kurzen Überblick über die wichtigsten Lebensmittel, die Sie im Rahmen des Programms zu sich nehmen beziehungsweise meiden sollten. Einige Nahrungsmittel wie Bohnen und bestimmte Obstsorten sind – obwohl sie fast immer zu den Grundlagen einer gesunden Ernährung gehören – nicht Bestandteil der CLEAN DARM-Diät, weil sie entweder schwer verdaulich oder stark zuckerhaltig sind. Wenn Sie das CLEAN DARM-Programm abgeschlossen haben, können Sie diese Nahrungsmittel wieder in Ihren normalen Speiseplan aufnehmen.

1 Die CLEAN DARM-Diät wurde auf Grundlage der Eliminationsdiät in „Clean“ entwickelt, aber in wesentlichen Punkten modifiziert, um optimal zur Darmsanierung beizutragen.

ERLAUBT	VERBOTEN
Blattgemüse, frisches Gemüse	Gluten
Linsen, Quinoa*	Milchprodukte
Wildfisch	raffinierter Zucker
Fleisch von Weidetieren	Alkohol
Bio- oder Freilandeier	Koffein
fermentierte Nahrungsmittel (Kimchi, Sauerkraut)	Bohnen
	Reis
Nüsse, Samen/Kerne und Nussbutter bzw. -mus**	Soja
Avocado	Kartoffeln
Kokosnuss	Mais
frische und Tiefkühlbeeren	fast alle Obstsorten

* davon eher wenig, nur einmal täglich als Beilage

** auch davon wenig, nur eine Handvoll täglich

Lebensmittelliste für die CLEAN DARM-Diät

ERLAUBT	VERBOTEN
Gemüse: unverarbeitete Gemüse (Brokkoli, Grünkohl, Mangold etc.) – roh, gedünstet, sautiert, als Saft oder gebraten; alle Blattgemüse, Kürbis, Tomaten und Meeresgemüse	**Gemüse:** Mais, Rote Bete, Kartoffeln, Süßkartoffeln und pürierte Gemüse
Obst: nur frische oder tiefgekühlte Beeren, Zitronen und Limetten	**Obst:** jedes Obst und jeder Obstsaft (außer Beeren)
Milchersatzprodukte und Eier: Eier, Hanf- und Nussmilch (Mandel-, Haselnuss-, Walnuss- etc.), Kokosmilch und Kokosöl oder -butter	**Milchprodukte:** Milch, Käse, Hüttenkäse, Joghurt, Butter, Speiseeis und Kaffeeweißer

ERLAUBT	VERBOTEN
Getreide: Quinoa (aber nur wenig davon)	**Getreide:** Reis, Weizen, Hirse, Amarant, Buchweizen, Gerste, Dinkel, Kamut, Roggen, Triticale und Hafer (auch keine glutenfreien Sorten)
Fleisch und Fisch: frischer oder im eigenen Saft abgepackter Kaltwasserfisch (Forelle, Lachs, Thunfisch, Makrele, Sardinen, Räucherhering), Wild (Hase, Fasan, Bison, Reh, Hirsch, Elch etc.), Lamm, Ente, Bio-Huhn und -Pute, kleine Mengen Fleisch von Weiderindern	**Fleisch und Fisch:** Fleisch aus Massentierhaltung, Aufschnitt, Konservenfleisch und Würstchen
Pflanzliches Protein: Spalterbsen, Blütenpollen, Spirulina und blaugrüne Algen	**Pflanzliches Protein:** alle Bohnen- sowie Sojaprodukte, inkl. Sojasoße und Sojaöl in Fertiglebensmitteln
Nüsse und Samen/Kerne: die meisten Nüsse und Samen/Kerne, Hanf, Sesam, Sonnenblumenkerne; Pistazien, Mandeln, Pekan-, Wal-, Cashew-, Macadamia-, Paranüsse; Nuss- und Samenmus (Mandelmus, Tahin etc.)	**Nüsse und Samen/Kerne:** Erdnüsse und Erdnussmus
Fette und Öle: Avocado und Kokosnuss; natives Oliven-, Flachs-, Distel-, Sesam-, Mandel-, Sonnenblumen-, Walnuss-, Kürbis- und Kokosöl	**Fette und Öle:** Butter, Margarine, ungehärtetes Pflanzenfett, Speiseöl, Rapsöl, Salatdressings, Mayonnaise und Brotaufstriche
Getränke: gefiltertes, Selters- und Mineralwasser; grüner, weißer und Kräutertee; Matetee; Kokoswasser und grüne Smoothies	**Getränke:** Alkohol, Kaffee, Koffeingetränke, Limonaden und Fruchtsäfte
Süßungsmittel: Stevia, Xylitol und Lakanto [natürliches Süßungsmittel aus den USA; Anm. d. Übers.]	**Süßungsmittel:** raffinierter Zucker, weißer und brauner Zucker, Ahornsirup, Maissirup, Glukose-Fruktose-Sirup, weiterverarbeiteter Zuckerrohrsaft; künstliche Süßstoffe; Fruchtsaftkonzentrate, Agavensirup und Honig

ERLAUBT	VERBOTEN
Würzmittel: Essig, alle Gewürze und Kräuter, Meersalz, schwarzer Pfeffer, Carobpulver, Rohschokolade (ohne Milch und Zucker), steingemahlene Senfkörner, Miso, Würzsoße auf Basis von Kokossaft (Coconut Aminos), weizenfreie Nama Shoyu und Tamari-Sojasoße	**Würzmittel:** normale Schokolade (mit Milch und Zucker), Ketchup, Relish, Chutney, herkömmliche Sojasoße, Grillsoße, Teriyakisoße und Minztabletten zur Atemerfrischung

Wenn Sie wissen wollen, wie ein Tagesplan für die CLEAN DARM-Diät aussehen könnte, schauen Sie auf der Website **cleangut.com** vorbei.

Empfohlene Nahrungsergänzungsmittel

Nahrungsergänzungen sind ein wesentlicher Bestandteil des CLEAN DARM-Programms und für sämtliche Aspekte der vier Rs von Bedeutung.

Im Folgenden finden Sie eine Liste von Nahrungsergänzungsmitteln, die Sie benötigen, wenn Sie das Programm machen wollen. Sie sind online oder in Reformhäusern erhältlich. Auf **cleangut.com** sind weitere empfehlenswerte Nahrungsergänzungen angeführt.

Pflanzliches Antimikrobiotikum

(zweimal täglich die empfohlene Dosis)

Vorzugsweise eine Rezeptur, die Berberin enthält – etwa Berberine HCL 400 mg oder Berberinsulfat 400 mg

Saccharomyces Boulardii

(zweimal täglich die empfohlene Dosis)

Mindestdosis 5 Milliarden Lebendorganismen

Probiotikum mit einer Mischung mehrerer Stämme

(Bakterienzahl 50 Milliarden, zweimal täglich)

Besorgen Sie sich das Probiotikum im nächsten Reformhaus oder Naturkostladen – und wählen Sie eines aus, das den Stamm Lactobacillus acidophilus und andere Bakterienstämme wie Bifidobacterium longum, Lactobacillus rhamnosus oder Bifidobacterium bifidum enthält.

Magnesium

(250 mg, kein Magnesiumcitrat oder -glycinat, einmal täglich)

Diese Nahrungsergänzung ist in Kapsel- oder Pulverform erhältlich.

Kombinierte Verdauungsenzyme

(dreimal tägliche die empfohlene Dosis)

Wählen Sie ein Produkt, das gleich mehrere Verdauungsenzyme wie Protease, Amylase und Lipase enthält.

Biofilmlösende Nahrungsergänzung, z. B. Monolaurin

(600 mg, dreimal täglich)

Monolaurin ist ein starkes biofilmlösendes Mittel und wirkt auch antimikrobiell. Es wird aus konzentrierter Laurinsäure hergestellt, wie man sie etwa in Kokosnüssen findet, und in Kapselform angeboten.

Vitamin-B-Komplex mit B_{12}, B_6, B_5 u. a. B-Vitaminen

(dreimal täglich mindestens 500 µg B_{12}, 50 mg B_6 und 100 mg B_5)

Ein hochwertiger Vitamin-B-Komplex unterstützt die innere Ausgeglichenheit, ein gesundes Energieniveau sowie Nerven- und Immunsystem.

CLEAN DARM: Der Tagesablauf

Halten Sie sich während des Programms an den folgenden Tagesablauf.

GLEICH NACH DEM AUFSTEHEN

Ein Glas Wasser, vermischt mit dem Saft einer halben Zitrone.

FRÜHSTÜCK

Grüner Shake plus Nahrungsergänzungen. Siehe auch „Rezepte" (ab S. 149 – 152) – jeder der dort beschriebenen Shakes eignet sich gut zum Frühstück. Wenn möglich, wechseln Sie verschiedene Shakes ab; Sie können aber auch jeden Tag den gleichen Shake trinken.

Nahrungsergänzungen:

- 1 x pflanzl. Antimikrobiotikum
- 1 x Saccharomyces boulardii
- 1 x Probiotikum (mehrere Stämme)
- 1 x kombinierte Verdauungsenzyme
- 1 x Monolaurin
- 1 x Vitamin-B-Komplex

MITTAGESSEN (Hauptmahlzeit des Tages)

Suppe, großer Salat und/oder ein Hauptgericht aus dem Rezeptteil (Seiten 153 – 196) bzw. eine Mahlzeit aus den während der CLEAN DARM-Diät erlaubten Lebensmitteln (siehe Seite 92 – 94).

Nahrungsergänzungen:

- 1 x mehrere Verdauungsenzyme
- 1 x Vitamin-B-Komplex

ABENDESSEN

Großer Salat aus dem Rezeptteil (Seite 191 – 196) oder eine beliebige Salatvariation aus den während der CLEAN DARM-Diät erlaubten Lebensmitteln, plus Nahrungsergänzungen. Gehen Sie nach dem Abendessen zehn

Minuten spazieren. Auch ein kurzer Spaziergang unterstützt die Verdauung, fördert den Stuhlgang, baut Stress ab und gibt Ihnen Gelegenheit, in Ruhe über den Tag nachzudenken.

Nahrungsergänzungen:
- 1 x pflanzl. Antimikrobiotikum
- 1 x Saccharomyces boulardii
- 1 x Probiotikum (mehrere Stämme)
- 1 x kombinierte Verdauungsenzyme
- 1 x Monolaurin
- 1 x Vitamin-B-Komplex

KURZ VOR DEM SCHLAFENGEHEN
- Magnesium

„Mir ist in den letzten paar Tagen etwas höchst Bemerkenswertes aufgefallen. Ich leide an einer schweren Aufmerksamkeitsdefizit-/Hyperaktivitätsstörung, zu deren Symptomen innere Unruhe und Konzentrationsschwäche gehören. Fast immer brauche ich irgendwelche äußeren Anreize: Fernsehen, ein Buch, Internetsurfen, Patiencenlegen am Computer usw. Damit lenke ich mich von meiner Nervosität ab. In letzter Zeit ist mir jedoch aufgefallen, dass ich Ruhe immer mehr schätzen lerne. Ich schalte den Fernseher oder meine Musikanlage gar nicht erst an, kann mich leichter konzentrieren und schaffe es, mehr für meinen Sohn da zu sein. Viele meiner Freunde sind der Ansicht, dass diese Diät eine Art Strafe und voller Entbehrungen ist. Wenn meine derzeitige Ernährungsweise aber dazu führt, dass ich eine bessere Haut und permanent Energie habe, dass ich tief durchschlafen kann, meine Unruhe loswerde und mich besser konzentrieren kann – dann finde ich, sie ist die Mühe wirklich wert!“

– Anita

Phase 2

Wiedereinführung (7 Tage)

Der Wiedereinführungsprozess ist das letzte Stadium des CLEAN DARM-Programms (Tage 22 bis 28). Halten Sie sich dabei weiterhin an die CLEAN DARM-Diät, fügen Sie Ihrer Ernährung aber während dieser sieben Tage Gluten- und Milchprodukte hinzu. Auf diese Art können Sie Ihre toxischen Auslöser identifizieren. Toxische Auslöser sind Nahrungsmittel, die Entzündungen, Übersäuerung, Reizungen oder Verdauungsstörungen hervorrufen. Sie können auch zu allergischen Reaktionen oder anderen Nahrungsmittelunverträglichkeiten führen, die nicht per se allergisch sind, aber trotzdem negative Auswirkungen haben. Höchstwahrscheinlich haben Sie auch schon toxische Auslöser zu sich genommen, bevor Sie mit dem Darmsanierungsprogramm begonnen haben.

Ziel dieser siebentägigen Testphase ist es, Ihre individuellen toxischen Auslöser zu identifizieren. Wenn Sie nach dem Programm nämlich sofort wieder auf Ihre normale Ernährungsweise umsteigen, ohne Ihre toxischen Auslöser zu kennen, kann es sein, dass Sie sich nicht wohl fühlen, ohne den Grund dafür zu kennen.

Bevor wir mit dieser Phase beginnen, wollen wir uns aber noch einige Arten toxischer Auslöser näher ansehen.

Toxische Auslöser

Toxische Auslöser sind Lebensmittel, die vielleicht gut schmecken, aber in der Mehrzahl der Fälle dazu führen, dass man sich nach dem Genuss schrecklich fühlt. Sie können Stimmungsschwankungen, Magenverstimmungen, Blähungen und Müdigkeit hervorrufen. Auch eine Autoimmunreaktion kann die Folge sein. Toxische Auslöser fördern oft die Vermehrung ungesunder Organismen im Darm. Zu den meistverbreiteten toxischen Auslösern zählen Gluten, Milchprodukte, raffinierter Zucker, Koffein und Alkohol. Wenn Sie es schaffen, Ihre individuellen toxischen Auslöser loszuwerden, wird das mit Sicherheit Ihren allgemeinen Gesundheitszustand bessern sowie Gewichts-, Stimmungs- und Energieschwankungen verhindern. Im Rahmen des Wiedereinführungsprozesses konzentrieren wir uns auf die häufigsten toxischen Auslöser: Gluten und Milchprodukte.

Ich kann gar nicht oft genug betonen, wie wichtig es ist, die individuellen toxischen Auslöser zu identifizieren. Dieser Vorgang bildet die Grundlage für den Aufbau eines gesunden Darms und ein Leben nach den CLEAN-Prinzipien.

„Ich fühle mich richtig wunderbar, seit ich mit dem Darmprogramm begonnen habe, und schon gespannt, wie ich nach den 30 Tagen weitermachen werde. Ich möchte mich jedenfalls weiterhin vegan und glutenfrei ernähren, weil es mir dabei absolut gut geht. Die erste Woche war eine ziemliche Umstellung, doch jetzt habe ich das Gefühl, mein Körper und mein Verstand machen da gern mit. Es war eine wunderbare Erfahrung, und ich habe das Programm sehr genossen. Ich habe es danach wieder mit Nahrungsmitteln von der ‚Verboten'-Liste versucht und sofort den Unterschied bemerkt. Ich möchte mein Darmprogramm also unbedingt fortsetzen."

– Dalila

Erste Schritte

Es ist gar nicht schwierig, mit dem Wiedereinführungsprozess anzufangen. Haben Sie das Darmsanierungsprogramm abgeschlossen, dann essen Sie drei normale Mahlzeiten aus der CLEAN DARM-Diät täglich. In den nächsten sieben Tagen führen Sie Gluten und Milchprodukte wieder in Ihre Ernährung ein, um festzustellen, inwieweit diese toxischen Auslöser Ihr Befinden beeinträchtigen. Wenn Ihnen bewusst wird, wie Sie auf diese beiden Nahrungsmittel reagieren, sind Sie auf dem besten Weg zur nachhaltigen Gesundheit.

Der Wiedereinführungsprozess

Der Wiedereinführungsprozess dauert sieben Tage.

Tag 22	Gluten
Tag 23	Gluten
Tag 24	nur CLEAN DARM-Diät
Tag 25	nur CLEAN DARM-Diät
Tag 26	Milchprodukte
Tag 27	Milchprodukte
Tag 28	Auswertung

Schritt 1: Wiedereinführung von Gluten

Am ersten und zweiten Tag Ihrer Wiedereinführungswoche fügen Sie Ihrer Ernährung Gluten hinzu. Essen Sie an den ersten beiden Tagen zwei- bis dreimal täglich Gluten und beobachten Sie, wie es Ihnen in den folgenden 48 Stunden geht. Sie essen dabei weiterhin Mahlzeiten aus dem CLEAN DARM-Diätplan – mit dem einzigen Unterschied, dass Sie ihnen allmählich mehr und mehr Gluten hinzufügen, um herauszufinden, ob Gluten einer Ihrer toxischen Auslöser ist.

Die Wiedereinführung von Gluten funktioniert ganz einfach: Essen Sie zum Frühstück etwas Brot und dann zum Mittag- oder Abendessen Nudeln. Meiden Sie aber weiterhin Milchprodukte und andere „verbotene" Speisen. Das Ziel besteht ja darin, eines der nicht erlaubten Lebensmittel nach dem anderen zu isolieren, um festzustellen, ob es sich um einen Ihrer toxischen Auslöser handelt. Eine Schale Frühstücksflocken oder Müsli mit Milch würde dem beispielsweise entgegenwirken, weil sie eben Weizen und ein Milchprodukt enthält. Treten nach einem solchen Frühstück irgendwelche Beschwerden auf, dann wäre eben nicht sicher, ob sie auf die Milch oder den Weizen als toxischer Auslöser zurückzuführen sind.

Karen fühlte sich nach dem Ende der anfänglichen Reparaturphase des CLEAN DARM-Programms einfach fantastisch. Sie hatte etwas mehr als drei Kilo abgenommen und konnte nun besser und tiefer schlafen als je zuvor. Zudem fühlte sie sich klarer im Kopf und hatte eine gesunde, kräftige Haut.

Dann begann sie mit der Wiedereinführungsphase. Karen hatte immer geglaubt, Weizen und speziell Vollkornweizen gut zu vertragen. Umso erstaunter war sie, als sie plötzlich erfuhr, wie stark Gluten ihr zu schaffen machte. Als sie wieder Vollkornbrot und Nudeln in ihre Ernährung einführte, reagierte ihr Körper sehr heftig darauf. In ihrem Ernährungstagebuch notierte sie, dass sie sich aufgebläht und verstopft fühlte sowie an Stimmungsschwankungen litt. Manchmal war sie sogar gereizt und ungeduldig. Diese Phase machte Karen zwar keinen Spaß, aber sie war froh, Weizen als einen ihrer toxischen Auslöser identifiziert zu haben. Die Frage war nur, was sie jetzt mit diesem Wissen anfangen sollte.

Da Karen so heftig auf Gluten reagiert hatte, beschloss sie, das Klebereiweiß gänzlich aus ihrer Ernährung zu verbannen. Sie verbesserte einige ihrer Speisen und entwickelte andere weiter. Statt zweimal wöchentlich herkömmliche Weizenteigwaren zu essen, entschied sie sich beispielsweise für glutenfreie Teigwaren, die aus Naturreis hergestellt werden. Statt zur Suppe Brot oder zum Frühstück eine Scheibe Toast zu essen, nahm sie lieber eine Salatbeilage zu sich und bereitete sich morgens ein größeres Omelett zu. Sie suchte im Internet nach Blogs, auf denen glutenfreie Rezepte zu finden sind, und gestaltete ihre Mahlzeiten kreativer und interessanter. Zwar nahm sie auch in den folgenden Monate einige Male Gluten zu sich – vor allem, wenn sie in Gesellschaft unterwegs war –, konnte aber immer gleich feststellen, welchen Einfluss Gluten auf sie hatte, weil ihre Symptome wiederkehrten.

Auf Milchprodukte reagierte Karen nicht so stark. Als sie sie wieder ihrer Nahrung hinzufügte, verzeichnete sie als einzige Reaktion darauf eine leichte Verstopfung. Nach Ende des Wiedereinführungsprozesses beschloss sie, künftig weniger Milchprodukte zu sich zu nehmen. Wenn sie welche konsumierte, dann mussten es hormonfreie Biomilchprodukte sein. Fühlte sich Karen gelegentlich nicht hundertprozentig fit, ließ sie Milchprodukte für ein paar Tage ganz weg, um die Reaktion darauf von vornherein auszuschließen.

Obwohl der ganze Prozess für Karen anfangs eine ziemliche Umstellung bedeutete, war sie doch bereit, sich darauf einzulassen, weil es ihr noch nie besser gegangen war als während des CLEAN DARM-Programms. Und diesen Zustand wollte sie so weit wie möglich beibehalten.

Schritt 2: Führen Sie Tagebuch

Verwenden Sie ein Tagebuch, um sämtliche Reaktionen festzuhalten, die sich durch die Wiedereinführung von Gluten in Ihren Speiseplan ergeben – von Völlegefühl über Hautausschläge und leichte Verworrenheit bis hin zu Verstopfung. Gluten wirkt sich nicht auf alle Menschen gleich aus; manche reagieren sofort darauf, andere erst am nächsten Tag. Daher ist es auch so wichtig, Gluten im Verlauf von zwei Tagen zu testen.

Die folgenden Fragen werden Ihnen dabei helfen:

Traten kurz nach dem Verzehr irgendwelche Symptome auf? Fing Ihre Nase an zu laufen oder bildete sich in Ihrer Kehle Schleim (typisch für Milch, s. u.)? Oder fühlten Sie sich erschöpft, hatten Blähungen oder Kopfschmerzen (typisch für Weizen)?

Wie hat Ihr Energieniveau ausgesehen? Eine Schüssel Weizenteigwaren am Abend kann etwa dazu führen, dass Sie sich gleich nach dem Essen oder beim Aufwachen am nächsten Morgen müde fühlen.

Wie war Ihr Stuhlgang am darauffolgenden Tag? Konnten Sie sich so leicht und oft entleeren wie während des Darmprogramms?

Haben Sie schlecht geschlafen? Hatten Sie dabei anstrengende Träume oder Albträume? Sind Sie mitten in der Nacht aufgewacht?

Wie ist es Ihnen am nächsten Tag emotional ergangen? Waren Sie zornig, verdrossen oder gereizt?

Schritt 3: Ernähren Sie sich nach der CLEAN DARM-Diät

Nach der Wiedereinführung von Gluten und dem Dokumentieren der Auswirkungen, die es auf Sie hatte, kehren Sie für die nächsten zwei Tage wieder zu drei täglichen Mahlzeiten aus der CLEAN DARM-Diät zurück. Damit bereiten Sie sich darauf vor, den nächsten möglichen toxischen Auslöser zu testen: Milchprodukte. Betrachten Sie diese beiden Tage als Reinigung Ihres Gaumens – so ähnlich, wie man zwischen dem Ausprobieren unterschiedlicher Düfte an Kaffeebohnen riecht.

Schritt 4: Wiedereinführung von Milchprodukten

Nun folgen zwei Tage, an denen Sie Milchprodukte wieder in Ihren Speiseplan aufnehmen. Nehmen Sie zwei Tage lang zwei- bis dreimal täglich Milchprodukte zu sich und notieren Sie in Ihrem Tagebuch, wie sich das während der folgenden 48 Stunden auf Sie auswirkt. Auch hier bereiten Sie sich Mahlzeiten aus der CLEAN DARM-Diät zu, mit dem einzigen Unterschied, dass eben Milchprodukte dazukommen, damit Sie sehen, ob es sich dabei um einen Ihrer toxischen Auslöser handelt. Trinken Sie zum Beispiel zum Frühstück ein Glas Milch und nehmen Sie zum Mittag- oder Abendessen ein paar Stück Käse dazu. Milchprodukte sind heute in vielen verschiedenen Lebensmitteln enthalten. Achten Sie unbedingt darauf, dass Sie keine Milchprodukte in Kombination mit anderen „verbotenen" Nahrungsmitteln konsumieren. Das heißt: weder Müsli noch Frühstücksflocken, weder Eiscreme noch Backwaren – sie alle enthalten nämlich raffinierten Zucker, Gluten oder Konservierungsmittel. Lassen Sie auch alle anderen nicht erlaubten Lebensmittel weg. Wenn Sie beispielsweise Eiscreme essen und danach eine Reaktion erleben, dann haben Sie keine Ahnung, welche der verbotenen Zutaten die Ursache dafür war.

Schritt 5: Studieren Sie Ihr Tagebuch

Nachdem Sie nun also Gluten und Milchprodukte getestet haben, lesen Sie sich Ihr Tagebuch genau durch und finden Sie heraus, ob Gluten und/oder Milchprodukte als toxische Auslöser auf Sie wirken. Das lässt sich feststellen, indem Sie die Heftigkeit der Reaktion auf diese beiden Nahrungsmittel überprüfen.

Werfen wir einen kurzen Blick auf die möglichen Reaktionen, die Sie in den letzten paar Tagen erlebt haben könnten:

> *Keine Reaktion:* „Es ging mir gut. Ich bemerkte keine Stimmungsumschwünge. Ich fühlte mich wach und voller Energie. Alles war bestens."
>
> *Leichte Reaktion*: „Ich fühlte mich aufgedunsen und hatte Blähungen. Ich war müde und fühlte mich dehydriert. Ich musste mich jucken. Mir war unwohl. Ich schlief schlecht. Meine Gedanken waren vernebelt.
>
> *Starke Reaktion*: „Mir war übel. Es kam zu erhöhter Schleimbildung. Ich hatte starke Kopfschmerzen. Mir war heiß. Ich hatte Verstopfungen. Ich bekam einen Ausschlag. Ich konnte kaum schlafen. Ich hatte Symptome wie bei einer Erkältung oder einer Grippe. Ich bekam Durchfall. Ich wurde sehr zornig oder war durcheinander."

Lesen Sie sich Ihr Tagebuch genau durch. Wie haben Sie auf den Verzehr von Gluten oder Milchprodukten reagiert? Wenn Sie leichte oder starke Reaktionen auf eines oder beide dieser Nahrungsmittel erlebt haben, dann handelt es sich aller Wahrscheinlichkeit nach um toxische Auslöser für Sie. Das ist eine erstaunliche Erkenntnis: Vor dem Absolvieren des CLEAN DARM-Programms haben diese Nahrungsmittel Ihr Befinden beeinträchtigt, ohne dass Sie es wussten. Das ist jetzt anders.

Aber was nun? Was tun Sie jetzt, nachdem Sie erkannt haben, dass Gluten oder Milchprodukte toxische Auslöser für Sie sind? Es ist Zeit, einen Schlachtplan zu entwerfen.

Schritt 6: Weglassen und Reduzieren

Das Entwerfen eines Schlachtplans beginnt damit, dass Sie sich entscheiden, ob Sie Ihre toxischen Auslöser ganz weglassen oder sie nur reduzieren wollen. Sehen wir uns diese beiden Möglichkeiten etwas näher an.

Weglassen

Wenn die Negativreaktion auf einen der toxischen Auslöser sehr heftig war, wollte Ihr Körper Ihnen mitteilen, dass Sie dieses Lebensmittel eine Zeit lang aus Ihrem Speiseplan streichen sollten. Auf diese Art eine Lieblingsspeise weglassen zu müssen, ist zwar nicht einfach, doch der Langzeitnutzen wiegt die kurzfristige Befriedigung eindeutig auf. Viele Menschen werden gesünder, wenn sie nur ihre stärksten toxischen Auslöser weglassen.

Reduzieren

Ist die Reaktion auf einen toxischen Auslöser nur leicht (aber dennoch spürbar), dann müssen Sie nicht gänzlich auf die betreffenden Lebensmittel verzichten. Doch Sie werden eine spürbare Verbesserung erzielen, wenn Sie die Belastung durch diesen Auslöser reduzieren. Achten Sie daher bei der Speisenauswahl darauf, dass Sie die störenden Lebensmittel nicht öfter als einmal in der Woche zu sich nehmen.

> „Bevor ich das Programm anging, litt ich an Flüssigkeitsansammlungen im Körper und tränenden Augen. Seit dem dritten Programmtag sind alle diese Symptome verschwunden. Ich habe bemerkt, dass mein Immunsystem besser funktioniert. Wenn andere Erkältungen haben, stecke ich mich – im Gegensatz zu früher – nicht mehr damit an. Auch mein Konzentrationsvermögen und meine Stimmung haben sich gebessert. Und obwohl ich nicht übergewichtig bin, habe ich die zweieinhalb Kilo, die ich im vergangenen Jahr zugelegt habe, wieder abgenommen. Alles in allem: eine wunderbare Erfahrung!“
>
> – Tiffany

Wiedereinführungsprozess für Fortgeschrittene: mehr als Gluten und Milchprodukte

Während der siebentägigen Wiedereinführungsphase haben wir uns auf Gluten und Milchprodukte konzentriert. Dabei handelt es sich zwar um die häufigsten toxischen Auslöser – aber es gibt noch mehr. Jene Leser, die sich mit anderen möglichen toxischen Auslösern befassen wollen oder bereits wissen, wie sie auf Gluten und Milchprodukte reagieren, können in dieser Phase die unten angeführten Nahrungsmittel austesten. Gehen Sie dabei vor wie oben beschrieben: Nehmen Sie den potenziellen toxischen Auslöser zwei Tage lang zwei- bis dreimal täglich zu sich. Legen Sie dann eine zweitägige Pause ein, bevor Sie es mit einem neuen Nahrungsmittel versuchen.

Wie Sie während des Darmprogramms wahrscheinlich schon bemerkt haben, spielt es eine bedeutende Rolle, welche Art von Lebensmitteln man zu sich nimmt. Häufig hängt es von der Speisenauswahl ab, ob man sich energiegeladen und lebendig oder müde und kränklich fühlt. Es dauert zwar einige Zeit, bis man alle toxischen Auslöser identifiziert hat, doch die in diesem Buch beschriebene Methode ist eindeutig die aufschlussreichste und kostengünstigste, wenn Sie wissen wollen, welche Nahrungsmittel Ihnen zu optimaler und langfristiger Gesundheit verhelfen.

Die häufigsten toxischen Auslöser (neben den bereits getesteten) sind:

- Mais
- Eier
- Soja
- rotes Fleisch
- Gemüse aus der Familie der Nachtschattengewächse (Kartoffeln, Tomaten, Paprika, Auberginen)

Die Großen Drei: raffinierter Zucker, Koffein und Alkohol

Ich bezeichne raffinierten Zucker, Koffein und Alkohol gern als die „Großen Drei". Sie sind toxische Auslöser, die sich aber deutlich von Gluten und Milchprodukten unterscheiden. Viele halten Gluten und Milchprodukte für gesunde Naturprodukte – doch wahrscheinlich würde uns niemand dazu raten, mehr von den Großen Drei zu verzehren, um gesund zu werden.

Dennoch konsumieren die meisten von uns diese Substanzen oder werden dies voraussichtlich irgendwann tun. Daher ist es wichtig, unsere Beziehung zu ihnen zu beleuchten.

Lösen von der Abhängigkeit

Es ist durchaus üblich, dass Menschen von raffiniertem Zucker, Koffein und Alkohol abhängig werden. Diese Abhängigkeit kann physisch und psychisch sein. Sie äußert sich in dem Gefühl, dass wir diese Substanzen unbedingt brauchen, beziehungsweise im Unwohlsein, wenn wir sie nicht bekommen. Das Lösen von der Abhängigkeit gestattet es uns, die erwähnten Nahrungsmittel gelegentlich zu genießen, ohne dass sich das signifikant auf unsere Gesundheit auswirkt. Mein Ansatz in Sachen Abhängigkeit ist ein doppelter: verdrängen und pausieren.

Verdrängen

Wir sollten jeden Tag eine ausreichende Menge gesunder Nahrung zu uns nehmen. Wenn wir das nicht tun, werden wir nervös oder gereizt. Und genau in diesem Zustand tauchen dann kulinarische Gelüste und Heißhunger auf. Genau aus diesem Grund scheitern auch die meisten Diäten – weil sie darauf ausgerichtet sind, weniger zu essen, statt sich gesund zu ernähren. Achtet man stattdessen darauf, seinen Speiseplan auf möglichst viele wohlschmeckende, nährstoffreiche Vollwertlebensmittel umzustellen, dann „verdrängt“ man irgendwann den Müll, den man sonst isst.

So kann man beispielsweise auch das Verlangen nach raffiniertem Zucker oder Süßspeisen verdrängen, indem man einfach mehr Lebensmittel zu sich nimmt, die wenig Zucker enthalten. Isst man nicht genug gesunde Nahrung, dann taucht der Heißhunger wieder auf – vor allem dann, wenn man müde ist. Daher ist es ganz gut, wenn man bei der Bekämpfung dieser Gelüste nicht allein auf Willensstärke setzt. Das Verdrängen der schlechten Nahrung gehört zu den einfachsten Methoden, den eigenen Willen zu stärken und sich von Abhängigkeiten zu lösen.

„Es geht mir großartig! Das Weglassen von Zucker hat mein Leben stark verändert. Ich verstehe jetzt sehr viel besser, wie sich Nahrungsmittel auf mein Befinden auswirken, und ich muss lange nicht mehr so viel essen, wie ich mir einbilde. Während des Programms spürte ich jede Menge Energie und fühlte mich auch freier, weil ich weder Alkohol noch Koffein und Zucker brauchte. Ich habe auch zweieinhalb Kilo abgenommen und liege nun im Normalbereich des Body-Mass-Index. Danke dafür, dass Sie dieses Programm anbieten!"

– Esther

Pausieren

Pausieren bedeutet eigentlich nur, eine bestimmte Substanz eine Zeit lang aus dem Speiseplan zu streichen. Wenn Sie das tun, werden Sie bemerken, wie sich die jeweilige Substanz tatsächlich auf Ihr Befinden auswirkt. Der oben erklärte Wiedereinführungsprozess ist nur ein Beispiel für dieses Pausieren am Ende des CLEAN DARM-Programms.

Wenn Sie nicht länger von den Großen Drei abhängig sein wollen, lohnt es sich, bei jeder der drei Substanzen eine Pause einzulegen. Setzen Sie Ihren Konsum von Kaffee, Zucker und Alkohol aus. Ob für eine Woche oder einen Monat – was zählt, ist die Tatsache, dass sie sich eine Pause davon gönnen, um bei ihrer Wiedereinführung realistisch beurteilen zu können, wie sie sich wirklich auf Sie auswirken.

Ein ganz simples Beispiel: Während des CLEAN DARM-Programms haben Sie drei Wochen lang auf Alkohol verzichtet. Danach konnte Ihnen Ihr Körper eine verlässliche Antwort auf die Frage geben, wie sich Alkohol tatsächlich auf Sie auswirkt. Versuchen Sie, den Effekt des Pausierens das ganze Jahr über mehrmals zu erzielen – und nicht nur während des Darmprogramms. Wenn Sie keine gelegentlichen Pausen einlegen, vergessen Sie vielleicht die Auswirkungen dieser Substanz auf Ihre Gesundheit. Sie sollten immer wieder pausieren, um sich daran zu erinnern, wie die Großen Drei Sie beeinflussen. Haben Sie die Auswirkungen eines bestimmten Nahrungsmittels erkannt und rufen sich das öfters wieder in Erinnerung, dann werden Sie irgendwann merken, welche Mengen der Großen Drei Ihr gesamtes System verträgt, ohne dass sich negative Folgen für Ihre Gesundheit ergeben.

Der größere Kontext

Sie müssen sich jetzt natürlich nicht für den Rest Ihres Lebens kasteien, wenn die in diesem Abschnitt erwähnten Nahrungsmittel Ihnen schmecken. Nehmen Sie sie weiterhin zu sich und erfreuen Sie sich daran. Wenn Sie einen Bissen oder einen Schluck davon nehmen, tun Sie das bewusst und bleiben Sie im Moment, damit Sie richtig genießen können. Oft schadet ein schlechtes Gewissen der Verdauung mehr als alles andere. Wichtig ist nur, dass Sie begreifen, wie eng Ihre Nahrung mit Ihrem Befinden verknüpft ist. Nehmen Sie sich dafür ausreichend Zeit – Ihre individuelle Beziehung zur Nahrung hat sich schließlich auch nicht über Nacht entwickelt, und sie lässt sich ebenso wenig über Nacht ändern.

Es gibt tausende Theorien über Ernährung, Lebensweise und Stressbewältigung. Und fast jeder Mensch, mit dem Sie zu tun haben, hat seine eigenen Ansichten darüber, wie man leben und sich ernähren sollte. Nichts ist jedoch verlässlicher als Erfahrungen aus erster Hand. Wenn Sie den Wiedereinführungsprozess erfolgreich hinter sich gebracht haben, werden Sie fähig sein, auf Ihren Körper zu hören und selbst zu entscheiden, welche Nahrungsmittel am besten für Sie sind.

Das Wirkungsspektrum des CLEAN DARM-Programms

Je nach Schwere der Darmfunktionsstörung wird Ihre Darmsanierung einen ganz bestimmten Wirkungsgrad haben müssen. Das CLEAN DARM-Programm behandelt die Ursachen, die zu einer leichten bis mittelschweren Dysbiose und Hyperpermeabilität führen. Die überwiegende Mehrheit der Menschen fällt in diese Kategorie. (Bei schwereren Fällen sind zusätzliche Maßnahmen und Hilfsmittel nötig, die in diesem Programm nicht enthalten sind.)

Der Schweregrad der Darmfunktionsstörung hängt von vier Faktoren ab:

1. Die toxischen Organismen in Ihrem Körper könnten die Menge übersteigen, die vom CLEAN DARM-Programm beseitigt werden kann. Das betrifft eine schwere Hefe-Überbesiedelung, Parasiten, Viren und bestimmte schädliche Bakterien wie Salmonellen, Escherichia coli (E. coli) und Clostridium difficile (C. difficile).

2. Andere Einflüsse haben zu einem ausgeprägten Leaky-Gut-Syndrom geführt. Dabei kann es sich um Schwermetallvergiftungen oder eine ausgeprägte autoimmune Entzündung – wie etwa Morbus Crohn und Colitis ulcerosa, die beide die Regenerationsfähigkeit der Darmwandzellen verringern – handeln.
3. Es können mechanische Obstruktionen wie Verengungen, Narbengewebe oder ein zusammengepresster bzw. gedehnter Darm vorliegen.
4. Eine Divertikulitis mit Entzündungsherden kann vorhanden sein.

Nur die letzten beiden dieser Gründe bedürfen umgehender ärztlicher Hilfe und einer Operation. Antibiotika, entzündungshemmende Mittel, Steroide und Chemotherapeutika können hier lebensrettend wirken oder dem Patienten zumindest wieder ein normales Leben ermöglichen, indem sie schwächende und schmerzhafte Symptome unterbinden. Wenn Sie wissen oder vermuten, dass Sie an einer dieser beiden Erkrankungen leiden, dann sollten Sie sich derzeit nicht auf eigene Faust an das CLEAN DARM-Programm wagen. Falls Sie die schulmedizinischen Methoden mit Verschreibungen und Medikamenten meiden wollen, suchen Sie einen Arzt auf, der mit Funktioneller Medizin vertraut ist. Er weiß, wann Medikamente und chirurgische Eingriffe nötig sind, wann man ein intensives Darmsanierungsprogramm beginnen sollte, wann und wie man von der einen auf die andere Behandlungsmethode umsteigen kann und wie man diese unterschiedlichen Ansätze im Bedarfsfall kombiniert.

Die beiden erstgenannten Faktoren können zwar im Darm vorliegen, werden aber oft nicht erkannt und aus diesem Grund auch selten diagnostiziert. Kommt es dennoch zu einer entsprechenden Diagnose, dann behandeln die Ärzte im Normalfall nur die Symptome und nicht die Darmfunktionsstörung. Ein Beispiel dafür ist der Parasitenbefall. Patienten mit Parasiten machen häufig über lange Zeit unglaubliches Leid durch, werden aber in vielen Fällen falsch diagnostiziert und in eine Therapie gedrängt, die nur ihre Symptome lindert. Die Parasiten können währenddessen im Darm weiterhin verheerende Schäden anrichten.

Celine konsultierte mich, weil sie an schweren Panikattacken litt. Ihre Angstanfälle waren manchmal so heftig, dass sie in die Notaufnahme fuhr. Auf dem EKG zeigte sich jedoch nur eine leicht erhöhte Herzfrequenz. Ihre Blutbefunde waren ebenfalls normal, auch wenn sich dort eine leichte Erhöhung der weißen Blutkörperchen zeigte. Die diensthabenden Ärzte in der Notaufnahme führten die Blutwerte auf ihre Panikattacken zurück. Früher war bei Celine bereits eine Endometriose diagnostiziert worden, die sich bei ihr in starken

Menstruationsbeschwerden, Flatulenz, Durchfall und Akne (im Gesicht einer 43-Jährigen!) manifestierte.

Als sie mich aufsuchte, war sie schon bei vielen anderen Ärzten gewesen und hatte unzählige Untersuchungen über sich ergehen lassen. Ich fand heraus, dass ihre Probleme erst begonnen hatten, als sie sich ein zweites Kind wünschte und vor der In-vitro-Fertilisation eine Hormonbehandlung erhalten hatte. Wie meist bei derart komplizierten Fällen mit so vielen Symptomen, die unterschiedliche Organe und Systeme betreffen, ersuchte ich auch Celine, mir alle ihre Befunde aus den vergangenen drei Jahren zu bringen. Ich riet ihr, in der Zwischenzeit schon einmal mit dem CLEAN DARM-Programm zu beginnen – weil ich genau wusste, dass es mindestens drei Wochen dauern würde, bis sie all diese Informationen von den vielen Ärzten zusammengetragen hatte.

Bis sie tatsächlich sämtliche Unterlagen beisammen hatte, war das Programm auch schon abgeschlossen. In dieser Zeit hatten sich alle ihre Symptome gelegt, abgesehen von der Akne, die sich in der zweiten Programmwoche sogar verschlimmert hatte und auch seither nicht abgeklungen war.

Wie ich es schon bei vielen anderen Patienten gemacht hatte, deren Haut trotz einer drastischen Ernährungsumstellung fleckig und gereizt geblieben war, ordnete ich auch bei Celine Stuhlproben an, um nach Parasiten zu suchen. Und wirklich – ich entdeckte drei verschiedene Arten von Parasiten und eine schwere Kandidose. Ich empfahl Celine, mit dem CLEAN DARM-Programm weiterzumachen, und verschrieb ihr eine Behandlung mit Nitazoxanid und Fluconazol, zwei Arzneistoffen, die gegen Hefepilze und Parasiten wirken. Außerdem sollte sie eine Reihe speziell gegen Parasiten und Hefepilze wirkende Naturheilmittel einnehmen, darunter Wermutkraut, Oreganoöl und Walnussschalen. Zusätzlich verordnete ich ihr Nahrungsergänzungen zur Reparatur der Darmwand, wie Aloe vera, Kolostrum, Süßholzwurzel und andere, sowie Lactoferrin, Serrapeptase und Nattokinase, um eventuell vorhandene stärkere Biofilme aufzulösen. Zu guter Letzt ließ ich sie eine Behandlung mit den ayurvedischen Pflanzenmitteln Ashwaghanda (Schlafbeere) und Shatavari (indischer Spargel) beginnen, die beim Ausbalancieren weiblicher Sexualhormone unglaublich wirksam sind. Celine hielt sich etwa drei Monate an dieses strenge und komplizierte Intensivprogramm; abgesehen von den verschreibungspflichtigen Medikamenten, bei denen die Behandlung nur zehn Tage dauerte. Diese drei Monate reichten aus, um drei Jahren ständigen Leidens und immer wiederkehrender Panikattacken ein Ende zu setzen. Celines Symptome sind bis heute nicht wieder aufgetaucht – und zwar alle.

Celines Gesundheitsprobleme ließen sich durch das einleitende, 21-tägige CLEAN DARM-Programm zwar nicht lösen, aber ohne das Programm hätte sie nie herausgefunden, dass ihr Darm von Parasiten und schwerer Kandidose befallen war. Erst diese Erkenntnis führte schlussendlich zum vollständigen Abklingen ihrer Symptome. Dass hinter einem so komplexen Krankheits- und Beschwerdenmuster in Wahrheit Parasiten und Hefepilze stecken, kommt gar nicht so selten vor. Trotzdem hatten Gastroenterologen, Kardiologen, Frauenärzte und Endokrinologen mit Celines Symptomen nichts anfangen können – und jeder der Fachärzte hatte eine andere Diagnose gestellt.

Das CLEAN DARM-Programm half mir nicht nur dabei, Celines versteckte Begleiter aufzuspüren, sondern diente mir auch als Grundlage für die weitere Behandlung mit verschiedenen „Modulen“: eines gegen Parasiten, eines gegen Kandidose und eines für die Wiederherstellung des Hormongleichgewichts.

Ich hatte jedoch auch schon Patienten, bei denen sich trotz erfolgreichen Absolvierens des Programms keine Besserung ihrer allergischen oder Autoimmunerkrankungen einstellte. In diesen Fällen forschte ich so lange weiter, bis ich toxische Quecksilber-, Blei- oder Arsenspiegel (manchmal sogar alle drei gleichzeitig) im Körper entdeckte. Hier konnte ich den Darm erst sanieren und die Patienten von ihren Gesundheitsproblemen befreien, nachdem sie eine orale oder intravenöse Chelattherapie gegen die Schwermetalle hinter sich gebracht hatten.

Die Mehrheit der Menschen wird aber aller Wahrscheinlichkeit nach nur das CLEAN DARM-Programm benötigen, um zu erleben, was ein gereinigter Darum für sie bedeutet. Für andere wiederum wird das Programm ein erster Schritt zum Aufspüren eines tiefer verwurzelten Problems sein. Sollten Sie in diese Lage kommen, wäre es ratsam, einen Experten für Funktionelle Medizin aufzusuchen, der Ihnen beim Weiterforschen helfen kann. So oder so – das CLEAN DARM-Programm ist für jeden, der es ausprobiert, der erste Schritt zu bleibender Gesundheit.

Kapitel 7

Die CLEAN-Prinzipien für eine nachhaltig gesunde Lebensweise

Die von mir entwickelten CLEAN- und CLEAN DARM-Programme entsprangen nicht etwa einem rein theoretischen Interesse oder der reflexartigen Trotzreaktion, einfach alles anders machen zu wollen, als ich es während des Medizinstudiums gelernt hatte. Meine Motivation rührte vielmehr daher, dass ich nach nicht verschreibungspflichtigen Lösungen für meine eigenen gesundheitlichen Beschwerden gesucht hatte. Als ich dann die heilenden Wirkungen einer Damreinigung und -sanierung am eigenen Körper verspürt hatte, fasste ich den Plan, so vielen Menschen wie möglich bei der Wiedererlangung ihrer Gesundheit zu helfen.

Sobald es aber darum ging, ein dreiwöchiges Programm als nachhaltigen Lebensstil zu etablieren, hatte ich – wie viele andere Menschen auch – meine Schwierigkeiten damit. Eine langfristige Veränderung ist unerlässlich, wenn man nicht in alte Gewohnheiten zurückfallen und die erzielten Erfolge wieder zunichtemachen will. Solche Veränderungen lassen sich durchaus herbeiführen – aber nicht ohne Hindernisse. Um die im Weg stehenden Hürden zu überwinden, braucht man erfahrene Führer, die wissen, wie man alle möglichen Unebenheiten bewältigt. Die CLEAN-Community hat sich in den letzten Jahren zu einer lebhaften Drehscheibe entwickelt, in der Informationen, Erfahrungen und Tipps ausgetauscht werden, wodurch zehntausende Menschen den Weg zu nachhaltiger Gesundheit für sich entdecken konnten. Aus diesem Grund habe ich Dhru Purohit und John Rosania, zwei Mitglieder des CLEAN-Teams, darum gebeten, ihr Wissen um die inzwischen bewährten Grundsätze weiterzugeben. Die sieben Prinzipien, dic Dhru und John hier begeistert vorstellen, zeigen Ihnen einen der einfachsten und verständlichsten mir bekannten Wege, um dauerhaft gesund zu bleiben – „Clean for Life", wie wir das nennen. Entscheiden Sie selbst, wie weit Sie ihn gehen wollen.

■ ■ ■

Die meisten Menschen, die das CLEAN DARM-Programm erfolgreich abschließen, fühlen sich danach wunderbar und stellen fest, dass sie energiegeladener und geistig klarer sind, besser verdauen und meist an Gewicht verloren haben. Die Frage, die wir nach Ende des Programms am häufigsten zu hören bekommen, ist: „Mir geht es wunderbar, aber wie schaffe ich es, dass es so bleibt?“ Die Antwort darauf ist sehr einfach: Halten Sie sich an unsere CLEAN-Prinzipien und setzen Sie deren Lehren im Alltag um.

Diese Leitsätze sind eine Sammlung umfassender Ideen, die Sie dabei unterstützen werden, sich in der Welt des allgemeinen Wohlbefindens zurechtzufinden, nachdem Sie das Programm absolviert haben. Es handelt sich dabei nicht um starre Regeln, sondern einfach nur um die Prinzipien, die für unser Team und unsere Gemeinschaft zu den besten – und nachhaltigsten – Ergebnissen geführt haben. Diese Prinzipien funktionieren optimal, wenn Sie sie an Ihre eigenen Bedürfnisse anpassen, sich das herausnehmen, was für Sie funktioniert, und die Dinge abändern, die sich nicht für Sie eignen.

Wir stehen heute vor mehr gesundheitsrelevanten Entscheidungen als je zuvor. Nicht nur müssen wir uns durch eine gigantische Produktwelt ungesunder Lebensmittel kämpfen, sondern auch eine Unmenge einander widersprechender Gesundheitsinformationen verarbeiten. Angesichts einer solchen Informationsüberflutung können uns simple Leitsätze einen Weg durch den Meinungsdschungel bahnen, uns bei unseren täglichen Entscheidungen unterstützen und uns eine theoretische und praktische Grundlage liefern, wenn wir einmal nicht weiterwissen.

Sehen wir uns diese Prinzipien einmal näher an:

- Was Sie nicht essen sollten
- Was Sie essen sollten
- Wie Sie essen sollten
- Wie Sie die richtigen Nahrungsergänzungen auswählen
- Psychologische Hürden
- Bewegung und Entspannung
- Gemeinschaft schaffen

Was Sie nicht essen sollten

Wie bereits erwähnt, fühlen sich die meisten Menschen nach dem Darmsanierungsprogramm wunderbar. Doch wissen sie gar nicht immer, warum das so ist. Die Nahrungsergänzungen und Smoothies spielen dabei zwar eine wichtige Rolle, aber der Hauptgrund für das gesteigerte Wohlbefinden ist der, dass die Anwender des Programms sich ganze 21 Tage lang von den häufigsten toxischen Auslösern ferngehalten haben – Lebensmitteln, die Verdauungsstörungen, Entzündungen, Blähungen und Abgeschlagenheit hervorrufen. Werden solche Lebensmittel über lange Zeit hinweg konsumiert, können sie auch zu kleineren Erkrankungen, voll ausgeprägten Krankheitsbildern und schweren gesundheitlichen Problemen führen. Toxische Auslöser sorgen dafür, dass wir kränker, dicker und ungesünder sind als je zuvor in der Geschichte der Menschheit.

Stellen Sie sich diese toxischen Auslöser wie die Reißzwecken vor, mit denen wir Poster und Kalender an unseren Zimmerwänden befestigen. Und jetzt nehmen Sie einmal an, Sie würden einige der Reißzwecken in der Gesäßtasche Ihrer Hose vergessen. Sie gehen Ihrem normalen Tagesablauf nach, bis Sie sich endlich zur Arbeit hinsetzen und plötzlich einen stechenden Schmerz am Hinterteil verspüren. Was tun Sie? Sie stehen natürlich auf und nehmen die Reißnägel aus der Hosentasche. Aber was wäre, wenn Sie stattdessen sitzen blieben, trotz des Schmerzes? Und einfach Schmerzmittel einnähmen, wenn das Stechen immer schlimmer wird?

Das klingt doch verrückt, oder? Doch genau das ist es, was heute überall passiert – mit dem Unterschied, dass wir nicht auf unseren toxischen Auslösern sitzen, sondern sie essen. Und daneben versuchen wir, mit allen möglichen Pillen, Behandlungen und umständlichen Methoden die von den toxischen Auslösern erzeugten Symptome zu beseitigen, statt uns der Wurzel des Problems zuzuwenden. Wenn Sie wollen, dass es Ihnen besser geht, müssen Sie eben die Reißnägel aus der Tasche nehmen. Sie müssen wissen, was Sie nicht essen sollten, und den Zusammenhang zwischen Ihrer Ernährung und Ihrem Befinden erkennen. Toxische Auslöser hindern Ihren Körper daran, richtig zu funktionieren. Erst wenn Sie sie entfernt haben, haben Sie auch den Grund für die durch sie verursachten Reizungen entfernt und damit die Überlebensmechanismen gestoppt, die Ihr Körper in Gang gesetzt hat, um damit fertigzuwerden.

Auch wenn Sie sich nach Abschluss des CLEAN DARM-Programms gesund ernähren, kann es passieren, dass schwere gesundheitliche Probleme zurückkehren, weil Ihre Ernährung einen oder mehrere toxische Auslöser enthält, von denen Sie gar nichts wissen. Das erste und oberste CLEAN-Prinzip lautet deshalb: Identifizieren Sie Ihre toxischen Auslöser. Aus diesem Grund steht „Was Sie nicht essen sollten" hier an erster Stelle.

Sobald wir begriffen haben, was wir nicht essen sollten, ändert sich unser Leben. Unsere Gesundheit ist kein unergründliches Geheimnis mehr, und viele gesundheitliche Probleme, gegen die wir jahrelang angekämpft haben, verschwinden einfach. Unser Energieniveau steigt, der Geist klärt sich. Der Schlaf wird tiefer und erholsamer. Allergiesymptome werden leichter oder treten gar nicht mehr auf. Die Haut wird glatter und beginnt gesund zu strahlen. Und die positiven Effekte gehen über das rein Körperliche hinaus: Man arbeitet produktiver, widmet sich aufmerksamer seiner Familie und merkt, wie man beweglicher wird. Manche Menschen werden sogar mutiger und überwinden Hindernisse, die sie jahrzehntelang in ihrem Leben eingeschränkt haben.

Wie ist das möglich? Wie kann das Vermeiden bestimmter Nahrungsmittel unsere langfristige Gesundheit derart heftig beeinflussen? Wie der Autor Michael Pollan in seinem Buch „Das Omnivoren-Dilemma" schreibt, haben sich unsere Lebensmittel und unsere Ernährungsweise in den vergangenen 50 Jahren stärker verändert als in den 5.000 Jahren davor. Das bedeutet, dass wir uns völlig anders ernähren als unsere Vorfahren. Glukose-Fruktose-Sirup, Fleisch von mit Mais gefütterten Tieren aus Massentierhaltung, Konservierungsmittel, gentechnisch veränderter Weizen und Milchprodukte voller Hormone sind nur einige Beispiele für jene Nahrungsmittel, die noch nie zuvor in solchen Mengen und Kombinationen konsumiert wurden wie heute von uns allen.

Unsere Lebensmittel verändern sich – und das oft zum Schlechteren. Wir essen mehr und mehr Dinge, die uns krank machen. Sobald wir aber ermittelt haben, welche Nahrungsmittel uns Probleme bereiten, können wir zu dem natürlichen Gesundheitszustand zurückkehren, für den wir geschaffen sind. Wenn Sie also die CLEAN-Prinzipien langfristig in Ihrem Leben verankern wollen, können Sie in nichts Besseres investieren als in das Wissen darüber, was Sie nicht essen sollten. Und das erlangen Sie, wenn Sie Ihre toxischen Auslöser identifizieren.

Wie Sie Ihre toxischen Auslöser ermitteln

Nicht jeder reagiert auf dieselben toxischen Auslöser, doch es gibt bestimmte Muster. Dr. Junger hat über die Auswirkungen geschrieben, die Gluten und Milchprodukte auf den Darm haben können. Gluten und Milchprodukte sind die häufigsten toxischen Auslöser – aber nicht die einzigen. Im vorigen Kapitel hat Dr. Junger Mais, Getreide, Soja, Nachtschattengewächse, Alkohol und raffinierten Zucker als potenzielle toxische Auslöser erwähnt. Nahrungsmittel haben auf jeden Menschen andere Auswirkungen. Die angeführten Nahrungsmittel wirken möglicherweise als toxische Auslöser auf Sie, doch das können Sie selbst überprüfen. Nach den CLEAN-Prinzipien zu leben heißt in erster Linie, Dinge selbst herauszufinden und festzustellen, was Sie vertragen und was nicht. Wenn Sie ermitteln wollen, welche Lebensmittel toxische Auslöser für Sie sind, dann testen Sie sie aus. Am Ende des CLEAN DARM-Programms haben Sie den Wiedereinführungsprozess gemacht, der sich auf die häufigsten toxischen Auslöser Gluten und Milchprodukte konzentrierte. Wenn Sie eine bessere Vorstellung davon haben, wie sich diese zwei toxischen Auslöser auf Sie auswirken, verstehen Sie auch die Zusammenhänge zwischen Ihrer Ernährungsweise und Ihrem Befinden besser.

Weglassen und Reduzieren

Dr. Junger hat auch diesen Punkt bereits abgehandelt, doch es lohnt sich, ihn noch einmal näher zu betrachten. Sobald Sie begriffen haben, wie ein bestimmtes Nahrungsmittel Ihr Befinden beeinflusst, besteht der nächste Schritt in der Übung, besagtes Nahrungsmittel wegzulassen oder dessen Verzehr zu reduzieren. Übung deswegen, weil das Weglassen und Reduzieren toxischer Auslöser nichts ist, was man über Nacht lernt. Viele toxische Auslöser machen nämlich süchtig. Sie schmecken – wenigstens anfangs – gut, und wir werden schnell darauf konditioniert, nach ihnen zu greifen, wenn wir Trost, kurzfristige Euphorie oder eine Belohnung brauchen. Seien Sie also in dieser Phase nicht allzu streng mit sich selbst. Üben Sie die einzelnen Schritte zum Weglassen oder Abwechseln eines Nahrungsmittels, wie sie im vorigen Kapitel angegeben sind. Lebensgewohnheiten lassen sich nur langsam ändern. Beeilen Sie sich daher nicht zu sehr und konzentrieren Sie sich währenddessen immer auf Ihr Vorhaben, dann werden Sie auf lange Sicht erfolgreich sein.

Es braucht Zeit und Geduld, sich darüber klar zu werden, was man nicht essen sollte. Doch die Investition lohnt sich absolut. Viele gesundheitliche Probleme, mit denen die Menschheit heute zu kämpfen hat, rühren schlicht von den toxischen Auslösern in der Nahrung her. Wenn Sie es also schaffen, Ihre toxischen Auslöser zu identifizieren und die richtigen Schritte unternehmen, sie auszuschleichen, wird das Ihren Gesundheitszustand über Jahre hinweg radikal verändern. Es geht nicht darum, ein strenger Purist zu werden, sondern Klarheit über den Zusammenhang zwischen Ernährung und Befinden zu erlangen. Mit diesem Wissen werden Sie sich garantiert besser fühlen, besser aussehen und einen Gesundheitszustand herbeiführen, der Sie in jedem Lebensbereich beflügelt.

Was Sie essen sollten

Nachdem wir uns nun damit befasst haben, was man nicht essen sollte, können wir uns der Frage zuwenden, was man essen soll. Es gibt viele unterschiedliche Ansichten über die beste Ernährungsweise für Menschen, doch sämtliche Theorien über gesunde Ernährung sind sich in einem Punkt einig: Vollwertkost. Frische, unbehandelte Nahrungsmittel sind die Grundlage nachhaltiger Gesundheit. Wir wollen hier eindeutig klarstellen, was mit Vollwertkost gemeint ist. Es handelt sich um Lebensmittel, die in der Natur vorkommen und nur aus einer Zutat bestehen. Die Hauptnahrungsmittel dieser Kategorie sind Obst, Gemüse, Fleisch, Fisch, Milchprodukte, Eier, Getreide, Hülsenfrüchte, Nüsse und Samen/Kerne. Sie sehen also, dass unter den Begriff Vollwertkost sehr viele verschiedene Nahrungsmittel fallen, aus denen Sie wählen können.

Es gibt jedoch auch einen Vorbehalt: Auf Vollwertkost basierende Ernährung funktioniert nur in einem größeren Zusammenhang. Auch wenn wir viel Vollwertkost essen, müssen wir darauf achten, mit ihr keine toxischen Auslöser zu uns zu nehmen. In diesem Punkt hängt „Was Sie Essen sollten" sehr eng mit „Was Sie nicht essen sollten" zusammen. Identifizieren Sie Ihre toxischen Auslöser, lassen Sie sie in ihrer Ernährung weg oder wechseln Sie sie ab, und essen Sie vollwertige, unbehandelte, nicht industriell verarbeitete Nahrungsmittel. Wenn wir die toxischen Auslöser nicht weglassen, können auch bestimmte Vollwertlebensmittel weiterhin unserer Gesundheit schaden. Gluten und Milchprodukte sind hierfür perfekte Beispiele. Sie sind beide vollwertige Nahrungsmittel, aber gleichzeitig stark allergieauslösend. Das mag sich jetzt zwar verwirrend lesen, ist es aber nicht. Sie müssen das so sehen: Die Grundvoraussetzung für nachhaltige Gesundheit ist Vollwertkost ohne toxische Auslöser.

Wir von CLEAN haben ermittelt, dass nicht jede Ernährungsweise für jeden Menschen gleich gut geeignet ist. Der eine verträgt mehr tierisches Eiweiß, der andere weniger. Manche Menschen stellen fest, dass eine vegetarische oder vegane Ernährung am besten zu ihnen passt. Jeder Mensch muss für sich selbst entdecken, welche Lebensmittelarten aus der Kategorie der Vollwertkost ihm am besten bekommen. Zu diesem Zweck sollte man experimentieren und individuelle Tests durchführen, zu denen wir gleich kommen werden. Zuvor wollen wir Ihnen jedoch eine Maßnahme vorstellen, von der jeder profitieren kann, unabhängig vom Persönlichkeitstyp: die Aufwertung der Vollwertkost, die Sie zu sich nehmen.

Werten Sie Ihre Vollwertkost auf

Betrachten Sie Ihren Körper einmal als die Hardware Ihres Computers. Die Nahrung, die Sie essen, wäre dann die Software. Diese Software liefert Ihrem Körper Informationen darüber, wie er funktionieren und welche genetischen Schalter er an- oder abschalten soll. Wenn Sie die Qualität Ihrer Nahrung erhöhen, steigert das auch die Qualität der Informationen, die Ihr Körper erhält. Das Ergebnis ist, dass Ihr Körper besser funktioniert und stärker wird.

Sehen wir uns nun die Methoden an, mit denen Sie Ihre Vollwertkost aufwerten können.

Obst und Gemüse

Kaufen Sie nur biologisch angebautes Obst und Gemüse oder solches, das frei von Chemikalien ist. Suchen Sie dazu Bauernmärkte in Ihrer Wohn- oder Arbeitsumgebung auf. Das dort angebotene Obst und Gemüse wird häufig ohne Pestizide angebaut und nicht chemisch behandelt – auch wenn es nicht mit „Bio" gekennzeichnet ist. Sprechen Sie mit dem Bauern Ihres Vertrauens darüber, wie er seine landwirtschaftlichen Produkte anbaut.

Unser Rat: Erwerben Sie einen Monat lang nur Obst und Gemüse aus Bioanbau oder vom Bauernmarkt. Und stellen Sie langfristig einen immer größeren Teil Ihrer Ernährung auf Bioprodukte um.

Fleisch und Fisch

Es gibt viele verschiedene Arten, wie die Qualität von Fleisch und Fisch deklariert wird. Halten Sie nach den folgenden Kennzeichen Ausschau, um sicherzustellen, dass Sie die bestmögliche Qualität erhalten: Das beste erhältliche Fleisch ist ökologisch hergestellt (Bio) und stammt von Weidetieren. In Sachen Fisch sind kleine Kaltwasserfische stets vorzuziehen, da sie weniger Schwermetalle und Giftstoffe enthalten. Am besten, Sie essen Lachs, Forelle, Makrele, Sardinen, Hering und kleinen Heilbutt. Auf der Website **www.biovielfalt.com** können Sie sich einen Überblick über Bioprodukte aus Deutschland, Österreich und der Schweiz verschaffen.

Unser Rat: Wenn Sie bisher zu den meisten Mahlzeiten Fleisch gegessen haben, versuchen Sie es ein Wochenende lang mit vegetarischer Ernährung – und später dann eine Woche. Ein niedriges Energieniveau, Verstopfung und Blähungen tauchen häufig bei extrem einseitigen Ernährungsweisen auf. Sie können also viel darüber erfahren, was Ihr Körper wirklich braucht, wenn Sie mit dem Hinzufügen oder Weglassen bestimmter Nahrungsmittel experimentieren. Seien Sie dabei für alles offen und lassen Sie sich überraschen.

Eier

Kaufen Sie nur Bio- oder Freilandeier. Sie sind nahrhafter, enthalten mehr Omega-3-Fettsäuren und stammen von Tieren, die nicht mit genetisch modifizierter Tiernahrung gefüttert werden. Freilandeier haben die beste Qualität, weil die Hühner nicht in einem Stall, sondern im Freien leben, wo sie sich hauptsächlich von Körnern ernähren, aber auch Insekten und Würmer zu sich nehmen – wodurch wiederum der Nährstoffgehalt an Omega-3-Fettsäuren, den Vitaminen A und E sowie Betacarotin (einem Antioxidans und der Vorstufe von Vitamin A) steigt. Außerdem enthalten Freilandeier weniger Cholesterin und gesättigte Fette als Eier aus Massentierhaltung.

Unser Rat: Suchen Sie im kommenden Monat Bauernmärkte oder Naturkostläden auf und besorgen Sie sich dort Freilandeier. Die sind zwar etwas teurer, liefern Ihrem Körper aber wesentlich mehr Nährstoffe.

Getreide

Wenn Sie nach Abschluss des CLEAN DARM-Programms wieder Getreide in Ihre Ernährung eingeführt und festgestellt haben, dass Sie es gut vertragen, dann überlegen Sie sich, auf glutenfreie Getreide umzusteigen – also beispielsweise Quinoa, Hirse, Buchweizen und Reis. Weichen Sie diese Getreidesorten über Nacht ein, bevor Sie sie kochen, dann sind sie leichter verdaulich.

Unser Rat: Legen Sie einmal im Monat zwei bis vier Tage lang eine völlig getreidefreie Phase ein; das heißt, Sie verzichten sowohl auf glutenhaltige (Weizen, Gerste, Roggen) als auch auf glutenfreie (Quinoa, Reis, Hirse) Getreide. Durch diese Pause können Sie sehr viel leichter ermitteln, ob Getreide Ihnen immer noch guttut. Achten Sie in dieser Zeit auf Veränderungen an Ihrer Haut, Ihrem Energienievau, Ihrer Verdauung und Ihrem Stuhlgang.

Hülsenfrüchte

Bohnen, Linsen und andere Hülsenfrüchte liefern qualitativ hochwertige Kalorien und Eiweiß. Für manche Menschen sind sie jedoch schwer verdaulich; daher haben wir sie im CLEAN DARM-Programm ebenfalls weggelassen.

Unser Rat: Wenn Sie das nächste Mal Hülsenfrüchte essen, weichen Sie sie zuvor über Nacht ein und achten Sie darauf, ob Sie sie dann leichter verdauen können.

Öle

Halten Sie nach kalt gepressten, unraffinierten Bio-Ölen Ausschau. Öle wie Lardöl, Kokosöl und Ghee haben einen höheren Anteil an gesättigten Fetten und eignen sich daher besser für das Kochen bei hohen Temperaturen. Wir empfehlen Kokosöl als für alle Zwecke geeignetes Speiseöl, weil es eine hervorragende Quelle für gesättigte Fette ist. Olivenöl lässt sich zwar für das Kochen bei mittlerer Temperatur verwenden, eignet sich aber am besten für Salatdressings oder zum Würzen. Nuss- und Samenöle liefern dem Körper Fettsäuren und nahrhafte Fette, sollten aber nicht zum Kochen eingesetzt werden, weil sie sich bei hohen Temperaturen zersetzen und leicht ranzig werden können.

Unser Rat: Verwenden Sie eine Woche lang Kokosöl. Kochen Sie damit, setzen Sie es als Feuchtigkeitscreme ein und nehmen Sie es für Smoothies und andere Rezepturen. Beobachten Sie, wie Sie sich dabei fühlen, wie der Zustand Ihrer Haut ist und wie Ihre Verdauung funktioniert. Kokosöl von besserer Qualität hat weniger Kokosgeschmack. Unsere Lieblingsmarken haben wir auf der Website **cleangut.com** aufgelistet.

Nüsse, Samen und Kerne

Nüsse, Samen und Kerne liefern Ihrem Körper gesunde Fette sowie Eiweiß und enthalten eine Vielzahl von Vitaminen und Mineralstoffen. Kaufen Sie rohe Sorten ohne Konservierungsmittel und Zuckerzusatz. Nüsse und Samen können häufig schwer verdaulich sein; wenn Sie sie ein paar Stunden vor dem Verzehr einweichen, hilft das. Sollte sich nach dem Essen ein Völlegefühl einstellen, dann reduzieren Sie die Menge an Nüssen und Samen in Ihrer Ernährung.

Unser Rat: Wenn Sie Nüsse und Samen mehrmals täglich als Zwischenmahlzeit konsumieren, versuchen Sie doch, nur jeden zweiten Tag eine Handvoll davon zu essen. Beobachten Sie, ob sich dadurch Ihre Verdauung bessert.

■ ■ ■

Es braucht seine Zeit, die Qualität Ihrer Lebensmittel sinnvoll aufzuwerten; so etwas geht nicht von heute auf morgen – was auch gar nicht das Ziel ist. Führen Sie die Änderungen über mehrere Monate hinweg allmählich durch, bis die Qualität Ihrer Nahrung am Schluss so hoch wie möglich ist und Ihre wichtigste Investition am besten schützen kann: Ihren Körper und die ihm innewohnenden Fähigkeiten.

Wie Sie essen sollten

Wir haben vergessen, wie man richtig isst, um den Körper mit Nährstoffen zu versorgen. Dafür gibt es zwei Gründe.

Zum einen senden Junkfood und industriell verarbeitete Nahrungsmittel ambivalente Signale an den Körper und bringen uns dazu, uns zu überfressen und eine chemische Abhängigkeit von diesen Nahrungsmitteln zu entwickeln. Nehmen wir als Beispiel dafür raffinierten Zucker: Wenn die Rezeptoren für „süß“ im Gehirn durch stark zuckerhaltige Speisen und Getränke überreizt werden, setzt der Zucker mühelos die körpereigenen Selbstkontrollmechanismen außer Kraft. Nach dem ersten Bissen Eiscreme oder Kuchen schaffen es die meisten kaum mehr, rechtzeitig aufzuhören.

Der zweite Grund ist ein emotionaler. Die meisten Menschen bauen von Kindesbeinen an eine gefühlsmäßige Beziehung zu industriell verarbeiteten

Lebensmitteln auf. Wir feiern wichtige Lebensereignisse wie etwa Geburtstage mit Eis oder Kuchen und benutzen diese Speisen auch, um uns über schwierige Phasen hinwegzutrösten. Wir haben uns ein Verlangen nach Junkfood antrainiert, auch wenn das zu einer ganzen Reihe zunehmend schwererer gesundheitlicher Probleme führt. Verarbeitete Lebensmittel werden an Feiertagen und nach Begräbnissen verzehrt, begegnen uns im Urlaub und in den täglichen Arbeitspausen. Wir nehmen sie in guten wie in schlechten Zeiten zu uns – oder einfach aus Langeweile. Fast immer greifen beim Essen emotionale Mechanismen, wenn wir vor einer Herausforderung stehen. In schwierigen Situationen wie bei einer Trennung oder einem Streit greift man gern zu solchem „Essen für die Seele" wie beispielsweise Eiscreme, weil wir dadurch die Gefühle verdrängen, mit denen wir uns im Augenblick nicht näher befassen wollen. Diese Speisen sind nämlich so schwer verdaulich, dass sie einen Großteil der Körperenergie vom Nervensystem in den Verdauungstrakt abziehen. Wir erleben dann eine Welle der Trägheit und Ruhe, die uns keine Kraft mehr dafür lässt, an den emotionalen Auslöser der Krise zu denken oder ihn zu spüren – jenen Auslöser, der uns eigentlich erst dazu gebracht hat, so ungesund zu essen. Mit der Zeit züchten wir uns dadurch die Gewohnheit an, emotionale Belastungen mit ungesunder Nahrung zu kompensieren, und lernen so, uns routinemäßig auf emotionale Weise zu ernähren.

Süchtig machende Lebensmittel von minderwertiger Qualität und eine derart emotionale Ernährungsweise sind die Ursachen dafür, dass wir vergessen haben, wie man so isst, dass es der Gesundheit zuträglich ist. Diese zwei Gründe haben auch dazu geführt, dass wir verlernt haben, wie oft und in welchen Mengen wir die Vollwertkost zu uns nehmen sollten, die eine gesunde, nachhaltige Ernährung ausmacht.

Wie viel sollte ein Mensch also essen? Wie groß oder klein sollen die Portionen sein? Wie oft am Tag soll man essen und wie die einzelnen Nahrungsmittel kombinieren? Seit vielen Jahren wird mit unterschiedlichen Diätplänen versucht, exakt festzulegen, wie viel und was der Mensch essen sollte. Nur leider versagen diese Diäten sehr oft. Wir befassen uns so intensiv mit Kalorien, Nährstoffgehalt und Gewichtsabnahme, dass es dadurch zu einer Gegenreaktion gekommen ist: Die Konzentration auf Portionsgrößen und das Körpergewicht kann leicht dazu führen, dass wir den Genuss am Essen verlieren.

Wir wollen Ihnen daher fünf einfache Modelle vorstellen, die Ihnen einen Weg durch den Diätdschungel bahnen und Ihnen dabei helfen, sich den CLEAN-Prinzipien gemäß zu ernähren und an einer nahrhaften Mahlzeit Freude zu empfinden.

80-20

Wenn Ihr Verdauungsapparat problemlos arbeitet, fühlen Sie sich großartig und erfreuen sich eines ausgeglichenen Energieniveaus. Überessen Sie sich jedoch oder nehmen Nahrungsmittel in falschen Kombinationen zu sich, dann setzen Sie Ihren Verdauungstrakt einer unnötigen Belastung aus. Das Überessen führt dazu, dass die konsumierten Lebensmittel fermentiert und damit zur Nahrung für Hefen, Pilze und unerwünschte Bakterien werden. Damit schaffen Sie eine Darmumgebung, die Flatulenz und Verstopfung verursacht, während sie gleichzeitig die Absorption von Nährstoffen aus der zugeführten Nahrung vermindert.

Die in Kapitel 6 beschriebene 80-20-Regel besteht aus zwei Teilen:

1. Füllen Sie 80 Prozent Ihres Tellers mit Grün- und anderem Gemüse (roh, gedämpft, gebacken oder gekocht) und die restlichen 20 Prozent mit Eiweißen und guten Fetten (Fleisch, Fisch, Quinoa, Avocado etc.).
2. Hören Sie zu essen auf, wenn Sie zu 80 Prozent satt sind. Die Japaner nennen das „Hara hachi bu“: „Iss, bis du zu acht (von zehn) Teilen voll bist.“ Die langlebigen Menschen aus Okinawa, die im Buch „The Blue Zones“ beschrieben werden, wenden diese Methode seit Jahrhunderten an, um ihre Verdauung zu verbessern und ein konstantes Energieniveau zu halten.

Keine Essbomben!

Malen Sie sich eine typische Feiertagsmahlzeit aus. Stellen Sie sich einen schön gedeckten Tisch vor, auf dem sich verschiedene Brot-, Fleisch-, Käse- und Gemüsesorten türmen und Weinflaschen bereitstehen. Sie essen und trinken von allem ein bisschen. Dann kommt die Nachspeise. Jetzt gönnen Sie sich einen Kuchen oder ein paar Kekse mit Eiscreme, trinken dazu noch etwas Alkohol und Kaffee. Danach fallen Sie in ein Essenskoma – samt Magenverstimmung und Blähungen, die diesen Zustand häufig begleiten. Sie wollen sich nur noch hinlegen und ein kleines Schläfchen machen. Das bezeichnen wir als „Essbombe“. Diese Bombe explodiert, wenn man zu viele verschiedene Arten von Nahrungsmitteln in einer Mahlzeit kombiniert. Jede Nahrungsmittelart benötigt zu ihrer Verdauung unterschiedliche Enzyme; also führt eine solche Vermischung zu einer schlechten Verdauung und macht müde. Die von uns angeführte typische Feiertagsmahlzeit mag ein übertriebenes Beispiel sein, aber in gewisser Weise erleben wir etwas Ähnliches jeden Tag. Man denke nur an Obst. Diese Nahrungsmittelart wird am schnellsten verdaut und verlässt den Magen binnen 30 Minuten. Wenn Sie aber Obst zusammen mit Eiweiß oder Stärke zu sich nehmen, kann sich die Verdauung der Früchte verzögern und sie können im Magen zu gären beginnen.

Wenn sich eine solche Gärung im Magen abspielt, können weniger andere Nährstoffe einer Mahlzeit aufgenommen werden; zudem wird dadurch eine Umgebung geschaffen, in der Hefen und Pilze gedeihen.

Dasselbe kann passieren, wenn man tierisches Eiweiß mit Stärke oder Getreide vermengt. Fleisch, Fisch und Eier können nur in einer sauren Umgebung zersetzt werden, wozu Salzsäure (= Magensäure) und das Enzym Pepsin nötig ist. Stärke wiederum benötigt eine basische Umgebung und das Speichelenzym Ptyalin.

Kombiniert man Eiweiße und Stärken in derselben Mahlzeit, dann kann die Zersetzung dieser Nahrungsmittel neutralisiert werden, wodurch sie unvollständig resorbiert werden und ebenfalls im Darm zu gären beginnen.

Ein paar einfache Regeln können aber dazu beitragen, dass Essbomben in Ihrem Leben der Vergangenheit angehören und Ihre Verdauung sowie der allgemeine Gesundheitszustand sich nachhaltig bessern. Sie brauchen die Nahrungsmittel nur richtig zu kombinieren, um deren Verdaubarkeit zu fördern und vor allem die Absorption der Nährstoffe zu erhöhen.

Wenn Sie sich also nicht mehr nach jeder Mahlzeit aufgebläht fühlen wollen, sollten Sie auf die richtige Nahrungsmittelkombination achten. Die beste Methode, die folgenden Regeln in Ihr Leben zu integrieren, besteht darin, sie eine Woche lang auszuprobieren. Beobachten Sie in dieser Zeit, wie sie Ihre Verdauung und den Stuhlgang beeinflussen. Sobald Sie einmal gemerkt haben, wie gut Sie sich fühlen, wenn Ihre Verdauung optimal funktioniert, werden Sie (auf positive Art) geradezu süchtig danach werden, Lebensmittel zu essen, die gut zusammenpassen.

Mit den folgenden drei einfachen Regeln können Sie Ihre nächste Essbombe verhindern:

1. Kombinieren Sie stärkefreie Gemüse und Blattgemüse mit tierischem Eiweiß, Getreide, Reis, Hülsenfrüchten und stärkehaltigen Gemüsen.
2. Meiden Sie tierisches Eiweiß in Kombination mit Getreide, Reis oder Hülsenfrüchten.
3. Essen Sie Obst, ohne es mit anderen Nahrungsmitteln zu kombinieren.

Hier sind einige Beispiele dafür:

Nahrungsmittel	Kombinieren?	Warum?
Huhn mit Nudeln	nein	Tierisches Eiweiß nicht mit Getreide kombinieren!
Fisch mit Spargel	ja	Tierisches Eiweiß mit Gemüse kombinieren!
Quinoa mit Salat	ja	Getreide mit Gemüse kombinieren!

Jeden Tag einen Shake

Ein täglicher Shake, der gute gesättigte Fette und hochwertige Eiweiße enthält, zählt zu den einfachsten Methoden, Ihre Gesundheit zu erhalten. Machen Sie es sich zur Gewohnheit, Ihren Tag auf diese Art schnell und einfach zu beginnen. Statt des herkömmlichen Frühstücks mit Gebäck, Toast und Brötchen, das nur unnötig Energie raubt, führt ein Shake am Morgen Ihrem Körper dringend benötigtes Wasser und leicht verdauliche Nährstoffe zu. Damit schafft er die Grundlage dafür, dass Sie sich auch den Rest des Tages gesund ernähren. Sie können nur den Shake trinken oder während eines Frühstücks mit Lebensmitteln aus der CLEAN-Diät zu sich nehmen. Verwenden Sie dazu die Shakes aus dem Rezeptteil dieses Buches (S. 149–152) oder entdecken Sie auf der Website **cleangut.com** neue Rezepte. Wenn Sie sich das Trinken eines Shakes als Teil Ihres Gesundheitsprogramms zur Gewohnheit machen, wird auch das Ihnen helfen, einen Lebensstil zu etablieren, der Sie Jahr für Jahr gesünder machen wird.

Die Kunst der fünf Mahlzeiten

Seine Essgewohnheiten umzustellen kann beängstigend sein. Wenn Sie ein Nahrungsmittel nicht kennen, fühlen Sie sich anfangs vielleicht nicht wohl damit. Für viele ist es schon eine Herausforderung, selbst herausfinden zu müssen, was man isst und wie man es zubereitet. Die alltägliche Wahrheit sieht so aus, dass die meisten Menschen nur fünf bis sieben verschiedene Mahlzeiten essen, die sich jahreszeitlich bedingt abwechseln. Dabei ändert man zwar

Soßen und Gewürze oder kombiniert die Zutaten anders, doch die Grundbestandteile der Mahlzeit bleiben im Prinzip dieselben.

Statt sich in umständliche Rezepturen zu vertiefen oder Angst davor zu haben, dass Sie sich jetzt für den Rest Ihres Lebens den CLEAN-Regeln gemäß ernähren müssen, können Sie sich einfach darauf konzentrieren, fünf gesunde Mahlzeiten zusammenzustellen. Diese fünf sollten als Grundlage Ihrer Ernährung dienen und aus den Nahrungsmitteln bestehen, die Sie meistens zu sich nehmen werden. Es wird zwar einige Zeit dauern, bis Sie Ihre fünf neuen Lieblingsspeisen entdeckt haben werden – haben Sie es jedoch geschafft, dann werden Ihnen diese fünf Gerichte als Inspiration dazu dienen, den Rest Ihres Lebens köstliche und gesunde Mahlzeiten zuzubereiten.

Selbst experimentieren

Ihr Körper verändert sich permanent und entwickelt sich weiter. Was Sie heute gut vertragen, kann Ihnen morgen schon Beschwerden bereiten. Die Frage ist nicht, ob das passiert, sondern *wann* es passieren wird. Irgendwann kommt der Zeitpunkt, an dem Sie frühere Lieblingsspeisen einfach nicht mehr gut vertragen – oder an dem Speisen, die Sie früher nie angerührt hätten, zu Ihrer Gesunderhaltung beitragen.

Vollwertkost ist ein weites Feld mit vielen Möglichkeiten. Wenn Sie herausfinden wollen, welche Vollwertnahrung Sie wie oft und in welchen Mengen essen sollen, müssen Sie selbst damit experimentieren. Schließlich ist jeder Mensch anders, und was für andere funktioniert, muss für Sie noch lange nicht passen. Innerhalb des Paradigmas „Vollwertkost ohne toxische Auslöser“ gibt es unzählige Kombinationsmöglichkeiten. Für den Anfang finden Sie hier ein paar Beispiele:

Versuchen Sie für zwei Wochen ohne Getreide auszukommen.

Versuchen Sie für zwei Wochen ohne Mais und Soja auszukommen.

Versuchen Sie eine Woche lang zusätzlich zum Abendessen eine Tasse fermentiertes Gemüse, Kimchi oder Sauerkraut zu essen.

Versuchen Sie für zwei Wochen ein- bis zweimal täglich einen grünen Saft oder grünen Smoothie zu trinken.

Wenn Sie sich für ein solches Experiment entscheiden, sollten Sie immer auch eine Zeitdauer einplanen, um nicht den Faden zu verlieren. Beobachten Sie in diesem Zeitraum, wie Ihre Verdauung funktioniert, wie es um Ihren Energiehaushalt bestellt ist, wie Ihr Stuhlgang ist, ob Sie sich geistig klar fühlen und wie Ihr allgemeines Wohlbefinden ist. Fügen Sie Ihrer Ernährung oft neue Lebensmittel hinzu und achten Sie darauf, was passiert, wenn Sie diese mit anderen Speisen kombinieren. Entfernen Sie ein Lebensmittel aus Ihrer Ernährung, so versuchen Sie herauszufinden, ob Sie mit diesem Lebensmittel emotional etwas verbindet bzw. welche Gefühle auftauchen, wenn Sie es nicht mehr zu sich nehmen.

Sie werden sich mit jedem dieser Selbstversuche Ihres Körpers und Ihrer Bedürfnisse bewusster werden, sowohl in physischer als auch in seelischer Hinsicht. Es geht dabei in erster Linie darum, den engen Zusammenhang zwischen Ihrer Ernährung und Ihrem Befinden genau zu beobachten. Je mehr Sie sich darauf einlassen, desto leichter wird es Ihnen fallen, eine Lebensweise zu entwickeln, die genau auf Ihre Persönlichkeit und Ihre Wünsche abgestimmt ist.

Wie Sie die richtigen Nahrungsergänzungen auswählen

Zum Thema Nahrungsergänzungsmittel herrscht einige Verwirrung. Wir von CLEAN haben dazu eine ganz einfache Philosophie: Nahrungsergänzungen stopfen die Ernährungslücken, die uns am Erreichen unserer Gesundheitsziele hindern. Natürlich ist es ein wichtiger Schritt, sich eine schadstofffreie, vollwertige Ernährungsweise anzugewöhnen, doch Nahrungsergänzungen können uns dabei unterstützen, die durch ungesunden Lebenswandel und angegriffene Darmgesundheit entstandenen Ernährungsmängel auszugleichen. Und sie liefern Ersatz für jene Nährstoffe und Mineralien, die derzeit in unseren landwirtschaftlich genutzten Böden nicht mehr vorhanden sind. Landwirtschaftlicher Raubbau, der exzessive Einsatz von Pestiziden und Insektenvernichtungsmitteln sowie der Anbau genmanipulierter Pflanzen bringen häufig Nahrungsmittel hervor, die stärker allergieauslösend wirken und einen geringeren Nährstoffanteil haben. Magnesium ist beispielsweise einer der Mineralstoffe, die heute in unseren Böden fehlen – und daher auch jener, an dem es den Menschen am meisten mangelt. Ersetzen wir die fehlenden

Nährstoffe durch qualitativ hochwertige Nahrungsergänzungsmittel, dann werden wir beobachten können, wie sich unser Gesundheitszustand verbessert. Wie die CLEAN-Diät sorgt eine Nahrungsergänzung mit den wichtigsten Nährstoffen dafür, dass wir eine stabile gesundheitliche Grundlage für die Zukunft aufbauen können.

Weiterentwickeln und austauschen

Jeder Mensch ist anders. Daher sind die besten Nahrungsergänzungsprogramme jene, die genau auf Ihre persönliche Geschichte und auf Ihre Ernährungsbedürfnisse zugeschnitten sind. Es gibt hier keine Universalmethode. Ein Mensch mit chronischen Verdauungsstörungen kann beispielsweise ganz andere Bedürfnisse haben als jemand mit normaler Verdauung. Ein Mensch, der viel Kaffee trinkt, starken Stress und eine Nebennierenschwäche hat, wird andere Nahrungsergänzungsmittel brauchen als jemand mit einer Autoimmunerkrankung. Weiter unten in diesem Abschnitt werden wir noch einmal erläutern, wie wichtig individuelle Tests sind, um Ihre Bedürfnisse exakt zu ermitteln. Beginnen wir jedoch mit den Nahrungsergänzungen, von denen die meisten Menschen sofort profitieren können. Denken Sie bitte daran, dass es sich dabei nur um eine Leitlinie handelt – doch unserer Erfahrung nach sind das die Nahrungsergänzungsmittel, die einem Großteil der Menschen helfen.

Tägliche Nahrungsergänzungen

Im Folgenden listen wir die Nahrungsergänzungsmittel auf, die wir den meisten Menschen als Grundlage ihres Wellnessplans empfehlen:

Fischöl (oder vegetarische Omega-3-Präparate): Sowohl die Fisch- als auch die Algenvarianten der Omega-3-Nahrungsergänzungen liefern dem Körper essenzielle Fettsäuren und wirken entzündungshemmend.

Probiotika: Nützliche Bakterien unterstützen die Zerlegung der Nahrung, die Resorption der Nährstoffe und das Immunsystem.

Multivitamin-/Multimineral-Präparat: Ein solches Kombinationsmittel versorgt Sie mit wichtigen Vitaminen und Nährstoffen, die eventuell in Ihrer Ernährung fehlen.

Vitamin D_3: Dieses Vitamin verschafft Ihnen mehr Energie, steigert die Immunität, hebt die Stimmung und bewirkt einen ausgeglichenen Hormonhaushalt. Man kann es in Kapselform zu sich nehmen oder vom Körper selbst herstellen lassen, wenn man in die Sonne geht. Versuchen Sie täglich 20 Minuten Sonnenlicht an die nackte Haut gelangen zu lassen.

Magnesium: Ein wichtiger Mineralstoff, der an mehr als 300 Körperfunktionen beteiligt und in unserer Ernährung oft nur mangelhaft vorhanden ist.

Mehr über unsere bevorzugten Marken und die empfohlenen Dosierungen erfahren Sie auf **cleangut.com**.

Es gibt keine feststehenden Regeln, wie lange man diese Nahrungsergänzungen einnehmen sollte; viele Menschen konsumieren sie ein Leben lang. Eine gute Faustregel ist jedoch, nach drei Wochen Einnahme eine Pause einzulegen, bevor man sie wieder nimmt.

Nahrungsergänzungen für den Darm

Die hier angeführten Nahrungsergänzungsmittel steigern die Wirksamkeit des CLEAN DARM-Programms. Sie bauen auf dem auf, was Sie bereits für Ihren Darm getan haben und eignen sich besonders gut zur Verbesserung und Erhaltung der Darmgesundheit. Je mehr Sie Ihre Darmgesundheit weiter fördern, desto mehr wird sich auch ihr allgemeiner Gesundheitszustand bessern.

Probiotika: Stress, Chlor im Trinkwasser, Luftverschmutzung, Antibiotika und Chemikalien in der Nahrung setzen unseren nützlichen Darmbakterien ständig zu. Wenn Sie über eine bestimmte Zeitspanne mehr Probiotika einnehmen, unterstützen Sie Ihre Darmflora beim Kampf gegen diese Umwelteinflüsse, verbessern Ihre Verdauung und erhöhen die Nährstoffresorption.

Präbiotika: Präbiotika gelangen als Pulver in den Verkauf, die aus Inulin und Wurzelzichorie hergestellt werden. Sie fördern das Bakterienwachstum im Verdauungsapparat und im Dickdarm. Präbiotika finden sich auch in ungekochtem Topinambur, rohen Löwenzahnblättern, rohem Knoblauch und Lauch sowie rohen Zwiebeln.

Verdauungsenzyme: Sie unterstützen Ihren Körper bei der Verdauung von Fetten, Eiweißen und Kohlehydraten. Nehmen Sie zu jeder Mahlzeit ein Verdauungsenzym-Präparat ein, um die Verdauung zu optimieren.

Salzsäure (HCl): HCl ist ein unverzichtbarer Bestandteil einer funktionierenden Verdauung und hilfreich bei Magenverstimmungen, Übelkeit und einem Schweregefühl nach dem Essen.

L-Glutamin: Dabei handelt es sich um eine Aminosäure und die Lieblingsnahrung der Darmwandzellen. L-Glutamin unterstützt beim Wiederaufbau der Darmschleimhaut und der Restauration des Darms.

Kolostrum: Dies ist eine spezielle Milch (Vormilch), die in den Milchdrüsen von Kühen produziert wird, bevor sie ein Kalb gebären. Kolostrum hat sich als nützlich bei der Wiederherstellung der Darmgesundheit erwiesen, indem es eine durchlässige Darmwand („Leaky Gut") repariert. Es enthält Wachstumsfaktoren, die Schäden an der Darmschleimhaut beseitigen, sowie große Mengen Immunglobuline, die den Anteil an schädlichen Bakterien reduzieren.

Lactoferrin: Dieses aus Kolostrum gewonnene Glykoprotein wirkt nachweislich antibakteriell und stärkt das Immunsystem. Zudem wirkt es gegen Darmentzündung und wurde schon zur Behandlung und Vermeidung von Entzündungen des Magen-Darm-Trakts eingesetzt.

Fermentierte Nahrungsmittel: Diese Speisen und Getränke sind leicht verdaulich und enthalten nützliche Bakterien sowie eine Fülle von B-Vitaminen, Mineral- und Nährstoffen. Essen Sie zu einer eiweiß- und fettreichen Mahlzeit zusätzlich fermentierte Lebensmittel, um die Verdauung anzuregen. Zu empfehlen sind rohes, nicht pasteurisiertes Kimchi und Sauerkraut sowie probiotische Getränke mit geringem Zuckergehalt. Zusätzlich können sich auch kleinere Mengen an Ziegen- oder Kuhmilchkefir als nützlich erweisen, sofern Sie Milchprodukte gut vertragen.

Lassen Sie sich testen

Mit Tests ist Ihr Gesundheitszustand kein Ratespiel mehr. Heute stehen uns eine Unmenge Tests zur Verfügung, mit deren Hilfe wir Probleme und Mängel im Körper genau bestimmen können. Es ist durchaus sinnvoll, sich diese Tests zunutze zu machen, weil keine zwei Menschen genau dasselbe Gesundheitsprofil aufweisen. Die Tests eignen sich gut dazu, die durch das CLEAN DARM-Programm erzielten Erfolge zu bewahren oder sogar noch zu verbessern. Wer über seine physiologischen Gegebenheiten unterrichtet ist, dem wird es leichter fallen, Unausgewogenheiten zu erkennen, Ernährungs- und Lebensweise zu ändern sowie ein individuelles Nahrungsergänzungsprogramm für sich zu finden, das speziell auf die eigenen Bedürfnisse abgestimmt ist.

Im Folgenden stellen wir Ihnen – für den Anfang – drei nützliche Tests vor. Suchen Sie einen mit der Funktionellen Medizin vertrauten Arzt in Ihrer Nähe auf, der diese Tests kennt und Ihnen dabei behilflich sein kann.

Gastrointestinales Profil: Dabei handelt es sich um eine umfassende Stuhlanalyse, die eine gute Momentaufnahme Ihrer Darmgesundheit liefert – inklusive den Status von Bakterien, Hefen, Pilzen und Parasiten. Der Test zeigt auch an, wie gut Fette absorbiert werden und ob Entzündungsmarker vorhanden sind. Wir empfehlen den „GI Effects Complete Profile"-Test von Metametrix.

Blutbild: Eine umfassende Blutuntersuchung ist die Grundlage jeder guten Diagnose. Die meisten Schulmediziner ordnen zwar ein vollständiges Blutbild an, wissen aber in vielen Fällen nicht über die neuesten Entwicklungen bei Blutuntersuchungen Bescheid. Sie sollten daher einen Vertreter der Funktionellen Medizin aufsuchen, der Ihr Blutbild analysiert und Ihnen ein gründlicheres Bild Ihres Gesundheitszustands verschaffen kann.

Schwermetalltest: Bei dieser Untersuchung wird nach schädlichen Schwermetallmengen – vor allem Blei und Quecksilber – geforscht. Eine Quecksilbervergiftung versteht sich perfekt aufs „Tarnen und Täuschen", da sie sich in Form der unterschiedlichsten Erkrankungen manifestieren kann: von psychiatrischen Problemen über verschiedene Krebsarten bis hin zu Autoimmunerkrankungen. Wenn Sie an unklaren Symptomen leiden, die sich trotz aller therapeutischen Anstrengungen nicht bessern, oder wenn Sie vermuten, dass Sie Schwermetallen (durch Thunfisch oder andere Fische mit Quecksilberbelastung, aber auch durch Amalgamfüllungen) ausgesetzt sind, sollten Sie diesen Test unbedingt machen.

Auswertung der Tests

Die durch die Tests gewonnenen Daten sind nur so wertvoll wie der Arzt oder Gesundheitsberater, der sie interpretiert. Die meisten Schulmediziner wissen nicht einmal, dass es die soeben angeführten Tests gibt, und können sie daher auch nicht richtig auswerten. Auch aus diesem Grund empfehlen wir, einen mit Funktioneller Medizin vertrauten Arzt oder einen Fachmann aufzusuchen, der dem ganzheitlichen Heilen positiv gegenübersteht. Mit den erwähnten Tests wird es einem solchen Arzt leichter fallen, einen individuellen Gesundheitsplan für Sie zu erstellen, der Ernährungsweise, Nahrungsergänzungen, Techniken zur Stressbewältigung und ein Fitnessprogramm umfasst.

■ ■ ■

Welche Nahrungsergänzungsmittel und wie viel davon Sie einnehmen, das wird sich mit der Zeit ändern. Wenn Sie gesund sind und nur wenige Symptome aufweisen, können Sie die von uns angeführten Nahrungsergänzungen als Starthilfe verwenden, um ein Leben im Sinne der CLEAN-Philosophie zu führen. Sollten Sie einen mit der Funktionellen Medizin vertrauten Arzt aufgesucht und keinen anderslautenden individuellen Gesundheitsplan erstellt haben, dann gibt es keine zeitliche Beschränkung für die Dauer der Einnahme. Viele Menschen nehmen diese Präparate über Jahre hinweg täglich.

Eine brauchbare Faustregel zum Austesten eines neuen Nahrungsergänzungsmittels ist die folgende: Nehmen Sie das neue Mittel nicht gleichzeitig mit anderen Präparaten ein, sondern verabreichen Sie es sich einzeln und – je nach Anleitung – mit Wasser oder zu einer Mahlzeit. Beobachten Sie dann genau, wie Sie darauf reagieren. Ist keine Einnahmedauer angegeben, dann nehmen Sie das Mittel ein bis drei Monate lang regelmäßig ein und überprüfen Sie, wie es auf Sie wirkt. Es macht nichts, wenn Sie es einmal einen Tag vergessen. Mehreren ganzheitlichen Theorien zufolge ist es sogar zu empfehlen, bei Nahrungsergänzungen gelegentliche Pausen einzulegen und sie nur in gewissen Zeitperioden einzunehmen (zum Beispiel ein paar Wochen schlucken, dann eine Woche darauf verzichten), damit der Körper sie besser absorbieren kann.

Im CLEAN-Team haben sich viele von uns die Gewohnheit angeeignet, unsere Nahrungsergänzungsmittel nur unter der Woche zu nehmen und sie am Wochenende wegzulassen. Auch hier ist am ehesten das eigene Experiment hilfreich, damit Sie herausfinden, was am besten für sie ist. Denken Sie aber daran: Was heute noch funktioniert, muss morgen nicht mehr klappen. Das Leben und die Gesundheit entwickeln sich stetig weiter, verändern und verwandeln sich, während man dazulernt und an seinen Aufgaben wächst. Je offener und neugieriger Sie Ihrem Weg zum persönlichen Wohlbefinden gegenüberstehen, desto größer sind Ihre Chancen, eine anpassungsfähige und robuste Gesundheit zu entwickeln.

Psychologische Hürden

Sie kennen den Satz vielleicht: 80 Prozent von allem, was man tut, ist reine Psychologie; die restlichen 20 Prozent sind Handeln und Realisieren. Die genaue Prozentzahl ist dabei Nebensache – wichtig ist für unseren Kontext nur, dass Ihr Gesundheitszustand zum Großteil davon abhängt, was sich in Ihrem Kopf abspielt. Oder, anders ausgedrückt: Wie Sie über Ihre Gesundheit denken, das bestimmt sehr häufig, wie gesund Sie wirklich sind.

Eine der Herausforderungen, denen Sie sich auf dem Weg zu einem Leben nach der CLEAN-Philosophie stellen müssen, besteht im Ändern Ihrer Gewohnheiten. Es braucht seine Zeit, bis eine neue Gewohnheit wirklich tief verwurzelt ist. Wenn wir etwas Neues lernen, laufen wir stets Gefahr, uns durch alle möglichen Dinge von unserem Vorhaben ablenken zu lassen. Sobald wir versuchen, eine alte Gewohnheit durch eine neue zu ersetzen (zum Beispiel, wenn wir uns gesünder ernähren, einen toxischen Auslöser aus unserem Leben entfernen oder uns mehr bewegen wollen), stehen wir uns oft selbst im Weg. Da genügt schon irgendein scheinbar harmloses Ereignis, um uns auf eine alte Gewohnheit zurückzuwerfen. Der Widerstand gegen neue Gewohnheiten kann sich in allen Lebensbereichen (Beziehungen, Finanzen, Karriere) zeigen, ist für viele von uns jedoch gerade im Bereich der Ernährung und des „Essens für die Seele" am stärksten. Wir müssen daher erkennen, wann und warum wir uns vom richtigen Weg ablenken lassen. Den emotionalen Hintergrund solcher Augenblicke zu entschlüsseln und an diesen Gefühlen zu arbeiten, braucht eben seine Zeit.

Manchmal wissen wir auch einfach nicht, wie wir gesünder leben können, weil es uns an den notwendigen Informationen fehlt. Wir haben keine Ahnung, wie wir handeln oder unser Vorhaben realisieren sollen. In den meisten Fällen wissen wir aber ganz genau, was nötig wäre; es fällt uns nur schwer, uns auf Veränderungen einzulassen. Der Jo-Jo-Effekt, der uns zwischen der Einhaltung eines neuen Gesundheitsprogramms und dem Verstoß dagegen hin und her schleudert, erzeugt etwas, das wir als Teufelskreis der emotionalen Ernährung bezeichnen. Wenn man in diesen Teufelskreis gerät, erzeugen schlechte Angewohnheiten immer noch mehr schlechte Angewohnheiten, und wir geraten in eine Abwärtsspirale. Das funktioniert ganz ähnlich wie bei Schulden mit Zinsen und Zinseszinsen: Wenn wir ein paarmal versäumt haben, unsere Kreditkartenraten zu bezahlen, müssen wir Strafzinsen auf unsere Schulden zahlen. Und irgendwann bezahlen wir dann Strafzinsen auf diese

Strafzinsen. Dieser Teufelskreis erzeugt eine Unmenge Stress, und es kostet sehr viel Energie, ihn zu durchbrechen.

Haben Sie aber den Teufelskreis der emotionalen Ernährung einmal als das erkannt, was er ist – warum es dazu kommt, wie er funktioniert, und was dagegen zu tun ist, sobald man ihn erkannt hat –, dann wird es viel einfacher, die Abwärtsbewegung umzukehren und sich wieder in den positiven Bereich zu bewegen. Und dann kassieren Sie die Zinseszinsen Ihres Kapitals. Wenn eine bestimmte Summe Zinsen einbringt, dann werden irgendwann auch Zinsen für diese Zinsen fällig. Ihr Kapital vermehrt sich sozusagen von selbst; die Zinsen bringen immer mehr Zinsen. Sind Sie sich des Teufelskreises der emotionalen Ernährung erst einmal bewusst, dann können Sie ihn durchbrechen, bevor er bleibenden Schaden anrichten kann. Und wie bei den Zinseszinsen auf Ihr Kapital werden auch Ihre neuen gesunden Gewohnheiten dazu führen, dass Sie weitere gesunde Gewohnheiten erlernen, ohne dafür so viel Energie und Willenskraft wie früher aufwenden zu müssen.

Der Teufelskreis der emotionalen Ernährung

Es gibt vier Hauptstadien der emotionalen Ernährung: den Auslöser, das Überspielen, das falsche Glücksgefühl und den Kater.

Auslöser: Ein „Auslöser“ ist ein Ereignis oder eine Situation, das/die eine belastende oder schmerzhafte emotionale Reaktion hervorruft. Caroline versuchte mit ihrer Gewohnheit zu brechen, immer Junkfood zu essen, wenn sie traurig war. Wir arbeiteten mit ihr, um herauszufinden, was ihr spezieller Auslöser war. Sie sollte uns genau beschreiben, was geschehen war, bevor sie damit anfing, aus emotionalen Gründen zu viel zu essen. Sie erzählte uns, dass ihr Freund einmal eine ganz besondere, lang geplante Verabredung mit ihr abgesagt hatte. Das war also ihr Auslöser – doch es waren ihr Schmerz und die Gefühlsreaktion auf diese Absage, die sie in den Teufelskreis der emotionalen Ernährung gestürzt hatten. Wir fragten sie, was sie gefühlt hatte, als ihr Freund damals die Verabredung abgesagt hatte. „Ich war traurig“, sagte sie. „Und ich hatte das Gefühl, dass ich nicht gut genug für ihn war.“ Dieses Gefühl war sehr schmerzlich für Caroline. Doch statt sich richtig darauf einzulassen und es auszuloten, entschied sie sich unbewusst dafür, dem Schmerz auszuweichen und stattdessen ein kurzfristiges Glücksgefühl zu suchen, das den Schmerz zeitweilig unterdrückte. Das nennen wir „das Überspielen“.

Bevor wir näher auf das Überspielen eingehen, wollen wir uns aber noch einige weitere Eigenschaften des Auslösers ansehen, damit Sie ihn leichter erkennen, falls er sich auch bei Ihnen zeigt. Erkennt und identifiziert man einen solchen Auslöser nämlich, dann kann man den Teufelskreis durchbrechen, bevor er sich überhaupt manifestiert. Jedes Objekt, jedes Ereignis und jedes Gespräch kann zum Auslöser werden. Auslöser rufen im Körper eine physische Reaktion hervor. Man atmet schneller oder flacher, beginnt vielleicht zu schwitzen. Man fühlt sich wütend, traurig oder verärgert. Der individuelle Auslöser unterscheidet sich von dem anderer Menschen und hat mit der Familiengeschichte, der eigenen Persönlichkeit und den Unsicherheiten in der Psyche zu tun. Durch die Arbeit mit einem Lehrer oder Therapeuten kann man herausfinden, warum ein Auslöser existiert oder so stark ausgeprägt ist. Hier soll es genügen, uns damit zu befassen, wie Sie Ihre Auslöser erkennen.

Überspielen: Da Caroline Ihr Gefühl, „nicht gut genug zu sein", unterdrückte, überspielte sie es unbewusst durch Essen. Es gibt viele verschiedene Arten, unerwünschte Gefühle zu überspielen – und eine der häufigsten ist der Verzehr stark zucker-, kohlehydrat- und fetthaltiger Speisen wie Eiscreme, Torten und Kekse. Dabei handelt es sich um das klassische und auch kurzfristig trostreiche „Essen für die Seele", mit dem man schwierige Gefühle hinter einem momentanen Gefühlt der Ruhe verbergen kann. Wenn man schwer verdauliche und stark allergene Nahrungsmittel zu sich nimmt, passieren zwei wichtige Dinge: Zum einen liefert der allergene Anteil von Gluten, Milchprodukten und Zucker einen Adrenalinkick, der dazu führt, dass man sich sofort besser fühlt. Das ist einer der Hauptgründe dafür, dass man die meistverbreiteten toxischen Auslöser so schwer aus seiner Ernährung eliminieren oder sie wenigstens reduzieren kann – man fühlt sich anfangs großartig und später schrecklich. Zum anderen liegt das klassische Trostessen immer schwer im Magen und ist alles andere als leicht verdaulich. Abgesehen vom Gehirn ist die Verdauung der größte Energieverbraucher im menschlichen Körper. Schwere Speisen ziehen Energie aus dem Nervensystem (wo die Gefühle sitzen) ab und lenken sie in den Verdauungsapparat. Somit gelingt es mit diesen Speisen, Emotionen zu überspielen und eine betäubende Wirkung genau im Hinblick auf die Gefühle zu erzielen, die den Teufelskreis überhaupt erst ausgelöst haben.

Falsches Glücksgefühl: Nachdem man unbewusst und gewohnheitsmäßig den Entschluss gefasst hat, zu essen, um Gefühle zu überspielen, tritt man ins Stadium des „falschen Glücksgefühls" ein. Im Fall Caroline läuft das so, dass sie Eiscreme und industriell verarbeitete Schokolade konsumiert, um so ihre schmerzlichen Gefühle zu betäuben, und dann dank der stark zucker- und milchhaltigen Speisen ein plötzliches „High" erlebt. Dieses Stadium zeichnet sich dadurch aus, dass man alles gut findet, das ursprüngliche Problem nicht mehr für wichtig hält und sogar glaubt, es sich nur eingebildet zu haben. Das Trostessen in Kombination mit dem Wunsch, Gefühle zu überspielen, lässt einen vergessen – wenigstens für ein paar Augenblicke.

Kater: Es dauert jedoch nicht lange, bis das Glücksgefühl und der Zustand des Vergessens wieder vorbei sind und der „Kater" beginnt. Schon eine Stunde nach der Junkfood-Völlerei hat Caroline Magenschmerzen; sie fühlt sich aufgedunsen, hat Blähungen und ist müde. Sie fragt sich, warum sie sich schon wieder zum Trostessen hat hinreißen lassen, wenn sie mit ihrem Vorhaben, sich gesund zu ernähren, doch schon so weit war und sich gut dabei fühlte. Jetzt hat sie ein schlechtes Gewissen und schämt sich. Im Katerstadium treten zwei Arten von Schmerzen auf: der körperliche Schmerz und die Unannehmlichkeiten, die sich nach der Zufuhr einer hohen Dosis toxischer Auslöser beziehungsweise dem Konsumieren nicht zusammenpassender Speisen zeigen; und der emotionale Schmerz durch das Schuldgefühl und das schlechte Gewissen. Schließlich hat man sich doch vorgenommen, sich besser zu ernähren, und ist stattdessen in alte Verhaltensmuster zurückgefallen. Dazu kommt noch ein häufiges Gefühl der Verwirrung, weil man sich nicht mehr an den ursprünglichen Auslöser erinnern kann, der einen in diese Abwärtsspirale getrieben hat.

Der Teufelskreis setzt sich fort

Carolines schlechtes Gewissen und ihre Schamgefühle führten dazu, dass dieser Vorfall zu einem neuen Auslöser wurde. Sie war deprimiert, weil sie ihr Gesundheitsprogramm nicht fortgesetzt hatte. Und da so etwas nicht zum ersten Mal passiert war, glaubte sie immer stärker daran, dass sie nie gesund werden und es einfach nicht schaffen würde, sich dauerhaft im Sinne der CLEAN-Philosophie zu ernähren. Diese Gefühle stürzten sie in den nächsten paar Tagen in eine Abwärtsspirale. Sie aß weiterhin schädliche Lebensmittel, obwohl sie wusste, dass diese ihr in Wirklichkeit nicht halfen – aber sie konnte einfach nicht aufhören. Erst ein paar Wochen später kontaktierte sie uns und fragte, ob wir sie wieder auf den richtigen Weg bringen könnten. Sie glaubte, dass es ihr nur an der nötigen Disziplin mangelte. In Wahrheit steckte sie jedoch in einem Teufelskreis der emotionalen Ernährung. Und es war höchste Zeit für sie, daraus auszubrechen.

Wie man den Teufelskreis durchbricht

Das Durchbrechen eines solchen Teufelskreises der emotionalen Ernährung beginnt damit, dass man dessen Muster durchschaut und sich vornimmt, sie bei ihrem nächsten Auftauchen wiederzuerkennen. Sobald man sich der Existenz des Teufelskreises bewusst ist und sich bestimmte Momente vor Augen hält, in denen man wieder einmal die bekannten Muster durchgemacht hat, realisiert man immer früher, was da passiert. Da Sie nun die Charakteristika der verschiedenen Stadien kennen, werden auch Sie imstande sein, sie zu erkennen, wenn sie in Ihrem Leben auftauchen. Dann können Sie sich sagen: „Ach ja, es ist wieder so weit. Ich überspiele meine Gefühle!" Nach einiger Zeit werden sich die Muster nicht mehr so gut getarnt in Ihr Leben schleichen können. Haben Sie erst einmal erkannt, wann und wie Sie diese Muster bereits erlebt haben, wie sie Sie von Ihren ursprünglichen Zielen und dem Weg zu Ihrem wahren Ich abgebracht haben, dann wirken sie längst nicht mehr so verführerisch wie früher.

Der erste und wichtigste Schritt besteht darin, sich des Problems bewusst zu werden. Wenn Sie aufmerksam genug sind, werden Sie bald erkennen, wie sich der Teufelskreis in Ihrem Leben manifestiert, wozu Sie ihn einsetzen und welche Ausreden und Tricks Sie benutzen, um Ihr wahres Potenzial nicht realisieren zu müssen. Die mit der Zeit wachsende Wahrnehmung des Problems wird Ihnen auch bei den drei folgenden Methoden zum Durchbrechen des Teufelskreises zur Seite stehen.

Gehen Sie das Problem direkt an

Der einfachste und unmittelbarste Weg, den Teufelskreis zu durchbrechen, besteht darin, das Thema direkt anzugehen, wenn Sie merken, dass jemand „Ihren Schalter gedrückt" hat. War der Auslöser beispielsweise der flapsige Kommentar eines Arbeitskollegen, so können Sie den Kollegen direkt darauf ansprechen, dass Sie mit ihm über diesen Kommentar sprechen wollen – auch wenn Sie ein bisschen Angst vor einem solchen Gespräch haben sollten. Oft entsteht der Teufelskreis der emotionalen Ernährung erst gar nicht, wenn man sich ehrlich mit dem Auslöser befasst. Ist es nicht möglich, mit einem Menschen darüber zu sprechen, oder handelt es sich bei dem Auslöser um einen Gegenstand – beispielsweise ein altes Foto eines Verwandten oder etwas, das die Erinnerung an eine frühere Beziehung geweckt hat –, dann sollten Sie sich einen Augenblick lang auf Ihre wahren Gefühle einlassen. Das Bewusstsein, dass Sie es mit einem Auslöser zu tun haben, und das Zulassen Ihrer wahren Gefühle rauben dem Teufelskreis der emotionalen Ernährung viel von seiner Macht.

Aus den Büchern „Radikal ehrlich" von Brad Blanton und „Getting Real" von Susan Campbell können Sie sehr viel Nützliches über ehrliche Kommunikation erfahren.

Legen Sie sich ein Repertoire gesunder Angewohnheiten zu

Sobald Sie sich Ihrer Auslöser bewusst sind, werden Sie bemerken, dass alte Gewohnheiten versuchen, Sie in eine vertraute Richtung zu ziehen. Sie werden feststellen, dass Sie sich nach Lebensmitteln sehnen, zu denen Sie in der Vergangenheit eine emotionale Beziehung aufgebaut haben. Von diesen Lebensmitteln und Gewohnheiten loszukommen, ist ein Vorgang, der nicht von einem Tag auf den anderen erledigt ist. In vielen Fällen registrieren Sie einen Auslöser, haben aber zu diesem Zeitpunkt keine gesunden Angewohnheiten parat, um ihm entgegenwirken zu können. Selbst wenn Ihnen also klar ist, welches Ihre emotionalen Auslöser sind, brauchen Sie Methoden, Ihre Energie in eine andere Richtung zu lenken – sonst fallen Sie unbewusst in alte Gewohnheiten zurück.

Ein Repertoire gesunder Angewohnheiten funktioniert dann am besten, wenn Sie diese Angewohnheiten gern mögen. Denken Sie aber daran, dass Ihre alten Gewohnheiten Ihnen gerade in der Anfangsphase mit aller Macht suggerieren wollen, dass die neuen Angewohnheiten langweilig und unangenehm seien. Lassen Sie sich davon nicht aufhalten. Schenken Sie dem Neuen stattdessen einen Vertrauensvorschuss und nehmen Sie sich fest vor, sich Ihres Repertoires zu bedienen, wenn es zum nächsten Auslöser kommt. Sollten Sie doch in den Teufelskreis zurückfallen, dann versuchen Sie es halt beim nächsten Mal wieder. Und das tun Sie so lange, bis die neuen Angewohnheiten zum Reflex werden, der Sie beim Auftreten eines emotionalen Auslösers sofort wissen lässt, was zu tun ist.

Wenn Sie die neuen Angewohnheiten erst einmal eingesetzt haben, werden Ihre alten Gewohnheiten, die bisher Ihr persönliches Wachstum eingeschränkt haben, ganz von selbst in den Hintergrund treten. Bald werden Sie sich nur noch dunkel daran erinnern können, wie Sie früher automatisch reagiert haben – und erst dann sind Sie in einer aussichtsreichen Position, Ihr Gesundheitsprogramm erfolgreich fortzusetzen.

Im Folgenden listen wir ein paar unserer liebsten gesunden Angewohnheiten auf. Sie alle eignen sich gut dazu, Ihnen Energie zu liefern und Sie zum Weitermachen zu motivieren:

1. Gehen Sie spazieren.
2. Trinken Sie Wasser oder einen grünen Saft.
3. Machen Sie ein Schläfchen.
4. Machen Sie jemand anderem eine Freude.
5. Nehmen Sie einen den CLEAN-Prinzipien entsprechenden Snack zu sich.

Packen Sie das Problem an der Wurzel an

Die Grundlage unserer Gefühle und Gewohnheiten bilden vergangene Ereignisse und Geschichten über diese Ereignisse, die wir verinnerlicht haben. Diese verinnerlichten Geschichten schaffen das Programm, das viele unserer häufigsten Gewohnheiten steuert. Wenn bestimmte Gewohnheiten uns nicht guttun, sondern Schmerz erzeugen und uns vom Erreichen unserer Ziele abhalten, dann müssen wir uns die Zeit nehmen, sie zu begreifen und über sie nachzudenken. Das Problem an der Wurzel anzupacken bedeutet in diesem Zusammenhang, dass wir uns einige tief gehende Fragen darüber stellen müssen, warum wir das tun, was wir tun. In vielen Fällen liegt die Ursache dafür, dass wir unsere Gefühle durch Essen betäuben, in Angst und Unsicherheit.

Nehmen wir wieder den Fall Caroline: Die Tatsache, dass sie zu Junkfood griff, als ihr Freund die gemeinsamen Pläne absagte, wurzelte in ihrer Angst vor dem Alleinsein. Als sie sich fragte, warum der bloße Gedanke an das Alleinsein eine solch intensive Angst in ihr weckte, erkannte sie, dass sie fürchtete, im Leben nicht alleine zurechtzukommen. Sobald sie dieses dahinterstehende Gefühl identifiziert hatte und die Angst, die sie so lange überspielt hatte, erst einmal richtig zuließ, wurde das Gefühl auch schon weniger intensiv. Je klarer sie sich über die Wurzel ihrer emotionalen Ernährung wurde, desto besser schaffte sie es, den Teufelskreis gar nicht erst entstehen zu lassen und neue Angewohnheiten an die Stelle ihrer zeitweiligen Junkfood-Sucht treten zu lassen.

Die Wurzeln unserer emotionalen Beziehungen zu Lebensmitteln aufzuspüren und herauszufinden, wie wir mit dem Teufelskreis der emotionalen Ernährung unsere Gefühle zu verschleiern versuchen, ist eine Lebensaufgabe. Wenn wir nicht nur über unsere emotionalen Auslöser Bescheid wissen, sondern das Problem auch lösen wollen, ist es hilfreich und nützlich, uns selbst besser kennenzulernen und uns dabei von Lehrern, Therapeuten und

Ganzheitsmedizinern unterstützen zu lassen. Je mehr wir uns dieser Aufgabe geduldig und verständnisvoll widmen, desto mehr können wir unsere aktuelle Lebensweise mit dem Leben in Einklang bringen, das wir wirklich führen möchten. Für die meisten Menschen bedeutet das: mehr Freude, mehr Energie, mehr Bewusstheit und letztlich mehr Gesundheit. Und die Arbeit, die wir dafür leisten müssen – bewusster wahrnehmen, die komplexen Wurzeln unserer Gewohnheiten durchschauen und alte durch neue Angewohnheiten ersetzen –, führt im Endeffekt zu dem, was uns bei CLEAN am aufregendsten erscheint: für unsere Gesundheit zu sorgen, sodass wir ein gutes, solides und besseres Leben führen können.

Bewegung und Entspannung

Körperliche Bewegung und Erholung gehören zu den wichtigsten Grundlagen, um ein Leben im Sinne der CLEAN-Philosophie zu führen. Sie sind zudem die kostengünstigsten Methoden und können uns dabei unterstützen, erhebliche gesundheitliche Fortschritte zu erzielen. Wir müssen uns nur ernsthaft mit ihnen beschäftigen. In der Theorie ist das ganz einfach: Sie müssen nur eines der unzähligen angebotenen Fitnessprogramme für sich entdecken und dieses dann auch durchführen, jede Nacht genügend Schlaf bekommen und den Stress in ihrem Leben möglichst reduzieren. Diese Ratschläge haben wir alle schon oft gehört – nur leider halten wir uns in vielen Fällen nicht daran. Versuchen wir es also anders.

Die Evolution des Menschen fand in einer gänzlich anderen Umwelt statt als der, die wir heute vorfinden. Wir haben uns in einer Welt entwickelt, in der sich unsere Vorfahren viel bewegen mussten, selten ausreichende Nahrungsvorräte zur Verfügung hatten und kaum an chronischem Stress litten. Die meisten Bewohner der heutigen Industrieländer leben jedoch in einer Welt, die für unsere steinzeitlichen Urahnen kaum vorstellbar wäre – einer Welt, in der wir permanent Zugang zu Lebensmitteln haben, in der wir uns kaum bewegen müssen, um unsere Grundbedürfnisse zu befriedigen, und in der chronischer Stress trotzdem zum Alltag der meisten Menschen gehört. Im Wesentlichen haben wir uns die Welt geschaffen, die unsere Gene immer wollten – eine Umgebung, in der wir unsere Energie für gefährliche Situationen (die es zwar kaum noch gibt, aber das wissen unsere Gene nicht) aufsparen können, in der Nahrung im Überfluss verfügbar ist und in der wir jederzeit und allerorten Zugang zu Medien und Kommunikationsmitteln haben. So gesehen scheint es durchaus logisch, dass wir uns kaum dazu motivieren können, uns mehr zu bewegen, nicht zu viel Junkfood zu konsumieren und unsere elektronischen Spielzeuge auch einmal abzuschalten. Unsere Gene wollen das nämlich nicht. Für sie sind wir am ersehnten Ziel angelangt, dürfen abschalten und so viel Kuchen essen, wie wir wollen.

Aber was dann? Wenn wir wirklich am Ziel sind und nichts mehr zu erreichen haben, dann war's das wohl. Game over. Die zunehmende Häufigkeit chronischer Erkrankungen weist darauf hin, dass sich die Situation für die meisten Menschen genauso darstellt – und dass es eben deswegen viel zu tun gibt. Der nächste Schritt besteht darin, uns wieder hochzuarbeiten und wieder ins Rennen zu gehen; das heißt, uns mehr zu bewegen und besser zu erholen. Der menschliche Körper ist für Bewegung und Entspannung konstruiert. Es ist tief in unseren Genen verankert, dass wir uns bewegen und danach einen Ausgleich in tiefer Entspannung und viel gesundem Schlaf finden müssen. Betrachten Sie Bewegung und Entspannung also als Nahrung, als Teil Ihrer täglichen Ernährung, als etwas, das Ihnen kostenlos und immer zur Verfügung steht, wenn Sie es wünschen.

Das Schöne daran, wieder am Rennen teilzunehmen: Es fühlt sich gut an. Wenn wir trainieren, verbrennen wir Fett und überflüssige Pfunde. Unser Körper schüttet Endorphine aus, die ein Hochgefühl erzeugen und unsere Stimmung verbessern. Wir werden stärker und ausdauernder. Wenn wir ausreichend Schlaf bekommen und regelmäßig richtig abschalten können, lässt uns das neue Energie tanken und in Ruhe über unser Leben nachdenken. Sowohl Bewegung als auch Entspannung helfen uns unmittelbar dabei, den Stress in unserem Leben zurückzuschrauben und besser mit stressigen Situationen umgehen zu können, die unweigerlich irgendwann auftauchen.

Oft richten wir uns aber auch schier unüberwindliche Hürden auf, wenn wir ins Rennen zurückkehren wollen. Der Fehler ist, zu viel auf einmal zu wollen und sich unrealistische Ziele zu setzen. Wer in einer Woche zehn Kilo abnehmen oder seinen Körper völlig umkrempeln will, für den ist das Scheitern programmiert. Und mit dem Scheitern gehen dann wiederum Schuld- und Schamgefühl einher – nicht gerade die beste Voraussetzung, um ein Fitnessprogramm fortzusetzen. Kleine, aber konsequent durchgehaltene Vorsätze funktionieren im Allgemeinen am besten. Konzentrieren Sie sich auf die „kleinste durchführbare Dosis", eine realistische Aufgabe für den Anfang, und halten Sie sich dann 21 Tage lang daran. Der tägliche Spaziergang nach dem Abendessen oder eine Minute konzentrierte Atemübungen können das Fundament für ein Fitness- oder Meditationsprogramm legen. Die Leitidee dahinter ist, dass auch eine kleine Übung, die über lange Zeit durchgehalten wird, im Lauf der Zeit Großes bewegen kann.

Gratulieren Sie sich jedes Mal, wenn Sie eine Ihrer neuen Angewohnheiten (ob Meditation, ein Spaziergang oder eine Fitnessübung) praktiziert haben. Klopfen Sie sich physisch selbst auf die Schulter, um Ihren Erfolg zu feiern. Das ist zwar nur ein kleiner symbolischer Akt, doch genau darum geht es: Je mehr Sie sich an Ihren kleinen Angewohnheiten erfreuen, desto eher werden Sie dabeibleiben. Mit der Zeit können Sie sich dann neue Angewohnheiten zulegen oder auch mehr Zeit auf die ursprünglichen verwenden. So kann aus einem einfachen Spaziergang ein Laufprogramm oder eine Tageswanderung werden, und eine Minute Meditation kann eine Ruhezone schaffen, in die Sie sich stets zurückziehen können, wenn Sie Stress und Erschöpfung abbauen wollen.

Für welche Fitness- oder Stressabbau-Methode Sie sich auch entscheiden – denken Sie immer daran, dass sie nicht nur ein wichtiger Teil einer nachhaltigen, an den CLEAN-Grundsätzen orientierten Lebensweise ist, sondern auch ein bedeutender Teil Ihrer selbst. Bewegung und Entspannung sind genetische Antriebe, die nur darauf warten, ausgelebt zu werden. Und das geht ganz einfach: Fangen Sie klein an – und fangen Sie sofort an.

Gemeinschaft schaffen

Gemeinschaften sind ein Ort, wo Gleichgesinnte zusammenkommen, Gedanken austauschen und ihre eigenen Fortschritte aus dem Blickwinkel der anderen Teilnehmer analysieren können. Wie intelligent Sie auch sein und wie viele Bücher Sie in Ihrem Regal stehen haben mögen – nichts ist wertvoller, als Teil einer Gruppe von Menschen zu sein, die Ihre Werte teilen und Ihnen mit Rat und Tat zur Seite stehen können, wenn Sie sich irgendwo festgefahren haben, vor allem im Hinblick auf Ihren Weg zu nachhaltiger Gesundheit.

Allzu oft versuchen wir, auf eigene Faust und ohne die Unterstützung anderer gesund zu bleiben. Wenn die Badesaison naht und die Motivation zum Abnehmen dementsprechend hoch ist, hält man sich mühelos an sein individuelles Gesundheitsprogramm. Nimmt die Motivation jedoch irgendwann ab, weil Probleme im Leben auftauchen oder man seine Figur unter mehreren Schichten Kleidung verbergen kann, ist die Sache gar nicht mehr so einfach. Dann lohnt es sich, einer Gesundheitsgemeinschaft anzugehören, die einem bei Krisen zur Seite steht.

Als wir für dieses Buch Mitglieder unserer CLEAN-Community interviewten, stellten wir fest, dass die Menschen, die sich sehr zufrieden über ihre Gesundheit äußern, stets in ein starkes Gemeinschaftsnetzwerk eingebunden sind. Vor allem Online-Communities sind hier äußerst hilfreich, weil man dort unabhängig vom Wohnort immer mit anderen in Verbindung steht und hilfreiche Informationen von Menschen aus aller Welt erhält. Unserer CLEAN-Community gehören mehr als fünfzigtausend Menschen aus mehr als hundert verschiedenen Ländern an. Wer Teil einer solch florierenden Gemeinschaft ist, hat auch bessere Chancen, Kontakte mit Menschen aus der eigenen Umgebung zu knüpfen. Viele Mitglieder unserer CLEAN-Community haben berichtet, dass sie online Menschen aus ihrer Wohngegend kennengelernt und dann auch persönlich getroffen haben.

Sparsame Menschen, die ihr Geld so lange anhäufen, bis sie wirklich wohlhabend sind, sind häufig mit ebenso kostenbewussten Menschen befreundet. Leute, die gern Geld ausgeben, sich nie etwas ersparen können und lebenslang nicht mit ihren Finanzen zurechtkommen, suchen sich wiederum Freunde, die ähnlich gelagert sind. Unsere Gemeinschaft formt uns und macht uns entweder besser oder schlechter. Wirklich gesunde Menschen haben auch gesunde Freunde, die gern mit ihnen darüber diskutieren, was sie zur Erhaltung ihrer Gesundheit tun – und das nicht auf zwanghafte Art und Weise, sondern locker und entspannt, sodass ihr persönliches Wachstum und die Konzentration auf das gemeinsame Ziel auch dadurch verbessert werden.

Selbst wenn man noch so inspiriert und diszipliniert an sein Ernährungs- oder Gesundheitsprogramm herangeht, gelangt man irgendwann an den Punkt, wo man vom Weg abkommt. Das ist völlig normal und passiert jedem – auch den Verfassern von Gesundheitsratgebern. Dennoch reden nur sehr wenige Menschen offen darüber und besprechen gemeinsam, wie man dieses Problem bewältigt. Die Lösung liegt unserer Ansicht nach in der Gemeinschaft.

Es ist nicht schlimm, wenn wir gelegentlich vom Weg abkommen. Wir machen nur viel zu oft etwas Schlimmes daraus, indem wir uns mit schlechtem Gewissen, Schuldgefühlen und Selbstvorwürfen quälen. In Wirklichkeit kann man jedoch auch aus solchen Aussetzern einiges lernen. Wer diesen Lernprozess alleine angeht, wird es allerdings schwer haben. Als Mitglied einer Geschaft fällt es viel leichter, das Geschehene zu relativieren und echte Lösungen dafür zu finden, die auf den Erfahrungen anderer basieren.

Schlussbemerkung

Unsere CLEAN-Prinzipien für eine nachhaltig gesunde Lebensweise sind klar definierte und leicht verständliche Konzepte, die in unserer Gemeinschaft und unserem Team sehr gut funktioniert haben. Allerdings gibt es keine Methode, die für jeden Menschen richtig oder optimal ist. Hunderte Ernährungsprogramme, Ärzte und „Experten" wollen uns vorschreiben, was wir essen und wie wir leben sollen. Wenn Sie unsere Leitsätze selbst ausprobieren, werden Sie bemerken, dass nichts wichtiger ist als die eigene Erfahrung. Suchen Sie sich jene Tipps und Ratschläge aus unserem Programm aus, die Ihnen etwas bringen, und schneidern Sie alle anderen auf sich zu. Und denken Sie vor allem daran: Wenn eine Methode bei Ihnen keinen Erfolg hat, seien Sie offen für Neues!

Kapitel 8

CLEAN DARM-Rezepte

Willkommen in der CLEAN-Küche. Die folgenden Rezepte wurden von den CLEAN-Küchenchefs speziell für das CLEAN DARM-Programm erstellt. Wir haben viel Zeit darauf verwendet, Gerichte zu kreieren, die leicht verdaulich sind und einen niedrigen glykämischen Index haben. Und nun sind wir stolz darauf, Ihnen unsere Rezepte vorstellen zu dürfen und den konkreten Ernährungsteil dieses Programms für Sie so einfach und angenehm wie möglich zu gestalten.

Das CLEAN DARM-Ernährungsprogramm setzt sich aus unterschiedlichsten Gemüsen, Fleisch von Weidetieren, Eiern, Nüssen und Samen/Kernen zusammen; damit ist es nicht nur heilend und nahrhaft, sondern auch wohlschmeckend.

Wir hoffen, dass Sie die folgenden Rezepte nachkochen, mit ihnen experimentieren und Sie an Ihre eigenen Vorlieben anpassen werden – mit frischen, saisonalen Lebensmitteln aus Ihrer Region.

Dabei wünschen wir Ihnen viel Spaß und Kreativität! Und wenn Sie weitere Inspirationen suchen, brauchen Sie sich nur auf der Website **cleangut.com** anzumelden, um jede Woche ein neues Rezept via E-Mail zugesandt zu bekommen.

Ihre Küchenchefs Jenny Nelson und Shannon Sinkin

Allgemeines zu den Rezepten

Nüsse: Verwenden Sie ungesalzene, rohe oder trocken geröstete Nüsse.

Nuss- oder samenbasiertes Mus: Verwenden Sie ungesüßte, ungesalzene, rohe oder trocken geröstete Nüsse oder Samen/Kerne als Grundlage, möglichst aus biologischer Landwirtschaft.

Pflanzliche Milch: ungesüßt, ohne Xanthan

Eiweißpulver: aus Reis, Hanf oder Erbsen, nicht aus Soja hergestelltes Pulver

Kokosflocken: ungesüßt

Kokoswasser oder -milch: ungesüßt, ohne künstliche Aromen, möglichst aus Bioanbau

Beeren: frisch oder tiefgefroren, ohne Süßungsmittel

Huhn, Ente und Pute: aus Freiland- oder Biohaltung

Fisch: Kaltwasserfische aus Wildfang

Rind und Lamm: Weidetiere

Eier: nicht aus Käfighaltung, möglichst Bioeier

Brühe oder Fond: Fleisch aus Freiland- oder Biohaltung, am besten selbst gemachte verwenden – siehe Rezepte für Rinderknochenbrühe oder Geflügelfond (siehe Rezepte ab S. 153)

Shakes

Im Rahmen des 21-tägigen CLEAN DARM-Programms werden Sie täglich einen Shake frühstücken. Die hier präsentierten Shakes ersetzen eine ganze Mahlzeit, sind nahrhaft und wohlschmeckend.

Die Zutaten sind austauschbar – je nachdem, welche Sie gerade zur Hand haben. Statt Kokosmilch können Sie beispielsweise auch Mandelmilch verwenden. Wenn Sie kein Mandelmus mögen, nehmen Sie einfach Cashewmus. Falls Sie an einer Nussallergie leiden, können Sie auch Mus aus Sonnenblumenkernen oder Kokosbutter verwenden. In vielen unserer Rezepte kommen Nüsse vor, aber es ist auch möglich, die Darmreinigung ganz ohne Nüsse durchzuführen. Lassen Sie sie einfach aus dem jeweiligen Rezept weg oder ersetzen Sie sie durch ein ähnliches Produkt.

Nussmilch – Basisrezept

ergibt 4 Tassen

So bereiten Sie die Mandelmilch zu, die in einigen der folgenden Rezepte verwendet wird. Sie können aber jede Art von Nüssen oder Samen bzw. Kernen verwenden – außer Erdnüssen.

1 Tasse Nüsse, 3 Std. in gereinigtem Wasser eingeweicht, dann abtropfen lassen

1 TL Vanilleextrakt

Stevia zum Süßen

3 Tassen gereinigtes Wasser

1. Zutaten im Küchenmixer 3 Minuten lang pürieren.
2. Mischung mit feinmaschigem Sieb oder Seihtuch abseihen.
3. Im Kühlschrank aufbewahren. Die Milch ist dort etwa drei bis vier Tage haltbar.

Becky's Morning Shake

ergibt 1 bis 2 Portionen

¼ l gereinigtes Wasser

ca. 100 ml pflanzliche Milch
2 Tassen Spinat, locker gefüllt
Fruchtfleisch einer halben Avocado
2 EL Mandelmus
1 EL Proteinpulver
2 TL gemahlene Leinsamen oder Leinmehl
1 Prise Meersalz
Stevia zum Süßen
wahlweise: 1 TL Carob- oder Rohkakaopulver

Im Küchenmixer alle Zutaten pürieren, bis die Masse glatt und cremig ist.

Green Coco Shake

ergibt 1 Portion

2 Tassen Kokoswasser
Fruchtfleisch einer reifen Avocado
1 Tasse Spinat, dicht befüllt
3 gehäufte EL Cashewnüsse
Stevia zum Süßen

Im Küchenmixer alle Zutaten pürieren, bis die Masse glatt und cremig ist.

Creamy Blueberry Shake

ergibt 1 Portion

1 ½ Tassen Kokosmilch
½ Tasse frische oder tiefgefrorene Heidelbeeren
¼ Tasse Biomandelmus
1 EL Chiasamengel*
2 Tassen dunkles Blattgemüse (Spinat, Grünkohl etc.), locker gefüllt
Stevia zum Süßen

Im Küchenmixer alle Zutaten pürieren (ca. 45 Sekunden), bis die Masse glatt und cremig ist.

* Um das Chiasamengel herzustellen, weichen Sie Chiasamen (¼ Tasse) 30 bis 60 Minuten in einer Tasse gereinigtem Wasser ein. Die Chiasamen nehmen sehr viel Wasser auf, sodass das Gel leicht zu dick werden kann; in diesem Fall fügen Sie einfach noch etwas Wasser hinzu. Eingeweichte Chiasamen sind leichter verdaulich und lassen sich auch einfacher mit den anderen Zutaten mischen als trockene Samen. Das Gel ist im Kühlschrank eine Woche haltbar.

Schoko-Minze-Nuss-Shake

ergibt 1 Portion

1 Tasse Kokosmilch
1 EL Vanilleextrakt
2 EL Carob- oder Rohkakaopulver
2 bis 4 EL Nussmus (bzw. eine Handvoll roher oder gerösteter Nüsse)
1 bis 2 EL flüssiges Chlorophyll mit Pfefferminzgeschmack
Stevia zum Süßen
wahlweise: 1 bis 2 EL pflanzliches Proteinpulver
und/oder: 1 EL gemahlene Leinsamen oder Leinmehl

Im Küchenmixer alle Zutaten pürieren, bis die Masse glatt und cremig ist.

Heidelbeer-Shake mit Schoko-Topping

ergibt 1 bis 2 Portionen

1 ordentliche Handvoll gefrorene Heidelbeeren
1 bis 2 Tassen frischer Spinat, dicht befüllt
2 EL Mandelmus
1 EL Carob- oder Rohkakaopulver
1 Prise gemahlener Zimt nach Geschmack
1 Tasse Kokosmilch
1 Tasse Kokoswasser *oder* gereinigtes Wasser*
Stevia zum Süßen
wahlweise: 1 bis 2 EL pflanzliches Proteinpulver
und/oder: 1 EL gemahlene Leinsamen oder Leinsamenmehl

Im Küchenmixer alle Zutaten pürieren, bis die Masse glatt und cremig ist.

* Sie können statt Kokoswasser auch Kräuter- oder Grüntee verwenden.

Vanille-Mandel-Shake

ergibt 1 Portion

2 Tassen Mandelmilch
1 EL Vanilleextrakt
1 gehäufter EL Mandelmus
1 TL gemahlener Zimt
½ TL gemahlene Muskatnuss
1 TL Spirulinapulver
1 Prise Meersalz
wahlweise: Stevia zum Süßen

Im Küchenmixer alle Zutaten pürieren, bis die Masse glatt und cremig ist.

Schoko-Ingwer-Shake

ergibt 1 Portion

1 Tasse ungesüßte Schoko-Mandelmilch
frischer Ingwer – davon ein 2,5 cm großes Stück schälen und fein zerhacken; den Saft auffangen und verwenden
oder: 1 TL Ingwerpulver
½ TL Kardamompulver
1 gehäufter EL Carob-, Rohkakao- oder Kokoapulver
1 gehäufter EL Mandel- oder Cashewmus
oder: ungesüßte Sonnenblumenmargarine
1 bis 2 TL flüssiges Chlorophyll oder Spirulinapulver
Stevia zum Süßen

Im Küchenmixer alle Zutaten pürieren, bis die Masse glatt und cremig ist.

Suppen

Geflügelfond / Hühnerbrühe

1 ganzes Freilandhuhn (wenn möglich mit Innereien, Füßen, Magen etc.) *oder* 1 bis 1 ½ kg von den knochigen Teilen eines Huhns wie Hals, Rücken, Brustbein und Flügel (nehmen Sie unbedingt ein Freilandhuhn, da Hühner aus Massentierhaltung nicht so nährstoffreich sind)

4 l gefiltertes Wasser

2 EL Apfelessig

1 große rote oder gelbe Zwiebel, grob gehackt

2 Karotten (Biokarotten mit Schale), grob gehackt

3 Stängel Stangensellerie, grob gehackt

1 mittelgroßes Bündel Petersilie

8 bis 10 Rosmarinstängel (mit der Petersilie zusammenbinden)

1. Wenn Sie ein ganzes Huhn verwenden, trennen Sie Flügel und Hals ab und zerlegen Sie es in mehrere Stücke, um es leichter bearbeiten zu können.
2. Huhn oder Hühnerteile mit Wasser, Apfelessig und dem gesamten Gemüse – außer den Kräutern – in einen großen Topf geben. 1 Stunde stehen lassen.
3. Aufkochen lassen und Schaum von der Oberfläche abschöpfen.
4. Hitze reduzieren, zudecken und weitere 6 bis 8 Stunden köcheln lassen. Je länger er köchelt, desto geschmackvoller wird der Fond.
5. Kräuterbündel eine Stunde vor dem Ende der Kochzeit zugeben.
6. Huhn oder Hühnerteile mit Sieblöffel herausschöpfen. Falls sich gekochtes Fleisch auf den Knochen befindet: abkühlen lassen und für andere Gerichte aufbewahren (z. B. Hühnersalat, Suppen, Currygerichte).
7. Fond in ein großes Einweckglas abseihen und im Kühlschrank lagern, bis sich das Fett an der Oberfläche absetzt. Fett dann abschöpfen und entsorgen.
8. Fond im Kühlschrank für späteren Gebrauch aufbewahren oder in Eiswürfelformen einfrieren.

Rinderknochenbrühe

Hier handelt es sich um eines der für den Verdauungstrakt heilsamsten, nahrhaftesten und aufbauendsten Gerichte überhaupt. Man sollte es daher oft zubereiten und stets zur Hand haben, wenn man es für Rezepte benötigt, in denen Brühe oder Fond vorkommen.

- ca. 2 kg Markknochen (oft als Suppenknochen bezeichnet) vom Weiderind
- *wahlweise*: 1 ½ kg Rippen- oder Kammknochen mit Fleisch
- ca. 4 l gefiltertes Wasser
- ½ Tasse Apfelessig
- 3 gelbe oder rote Zwiebeln, grob gehackt
- 3 Karotten, grob gehackt (Biokarotten auch ungeschält)
- 3 Stängel Stangenellerie, grob gehackt
- 8 Zweige frischer Thymian und 1 Bund Petersilie, mit ungebleichter Schnur zusammengebunden (z. B. dem Faden eines Teebeutels)
- 2 TL schwarze Pfefferkörner, mit der flachen Seite eines Messers leicht zerdrückt

1. Backofen auf 180° C vorheizen.
2. Die Hälfte der Markknochen in einen großen, mit gefiltertem Wasser und Apfelessig gefüllten Topf geben, eine Stunde stehen lassen.
3. Die andere Hälfte der Markknochen (zusammen mit den wahlweise verwendbaren Rippen-/Kammknochen) in eine große Bratpfanne geben und bei 180° C im Backofen erhitzen, bis sie gut angebräunt sind und das Fleisch zart ist. Aus dem Backofen nehmen und samt Gemüse in den Suppentopf geben.
4. Fett aus der Bratpfanne zur späteren Verwendung in ein Glasgefäß abgießen; 1 bis 2 Tassen Wasser in die Pfanne geben und schwenken, sodass es so viel Saft wie möglich mitnimmt. Flüssigkeit in den Suppentopf geben. Knochen und Gemüse sollten mit Flüssigkeit bedeckt sein, aber unter dem Deckel mehrere Zentimeter Platz haben.
5. Aufkochen lassen. Gegebenenfalls aufsteigenden Schaum abschöpfen. Danach auf schwache Hitze zurückdrehen, Thymian-Petersilie-Bündel und Pfefferkörner zugeben.

6. Mindestens 12 und höchstens 24 Stunden köcheln lassen. Knochen mit einem Sieblöffel herausnehmen, Rest passieren, sodass eine klare Brühe übrig bleibt.
7. Im Kühlschrank abkühlen lassen, das sich oben absetzende Fett abschöpfen (entfernen oder zum vorher aufbewahrten Fett dazugeben).
8. In kleinere Behälter füllen. Einige davon im Kühlschrank aufbewahren und binnen einer Woche verwenden; andere für später in den Gefrierschrank stellen. Wenn Sie die Brühe in Eiswürfelformen einfrieren und die Würfel in Plastikbeuteln oder -behältern aufbewahren, lässt sie sich später in den richtigen Portionsgrößen leicht erwärmen.

Gemüsebrühe

Diese Brühe ist eine vielseitige Flüssigkeit, die vielen Rezepten zugegeben werden kann. Eine einfache Zubereitungsmethode, bei der Sie auch noch Ihre Gemüsereste verwerten können, besteht darin, die Reste einzufrieren, bis Sie genug für einen Topf voll Brühe zusammenhaben. Verwenden Sie aber möglichst keine Kohlsorten wie Weißkohl, Rüben, Rosenkohl, Brokkoli oder Blumenkohl, weil dadurch die Brühe bitter wird.

2 EL Avocadoöl

2 mittelgroße Zwiebeln, grob gehackt (mit Schale, falls aus Bioanbau)

2 große Karotten, grob gehackt

6 Stängel Stangensellerie, grob gehackt

1 Knoblauchzehe, grob gehackt (auch mit Schale, wenn aus Bioanbau)

2 Lorbeerblätter

1 Streifen Seetang

10 schwarze Pfefferkörner

4 Tassen Gemüse- und Kräuterreste (wie Petersilie, Thymian oder Pilzstiele)

ca. 4 l gefiltertes Wasser

1. Avocadoöl in einem großen Topf auf mittlerer Stufe erhitzen.
2. Zwiebeln, Karotten und Sellerie 3 bis 4 Minuten andünsten.
3. Wenden Sie das Gemüse ab und zu, bis es leicht anbräunt – das gibt der Brühe mehr Geschmack.

4. Den Knoblauch hinzufügen und mitköcheln lassen, bis sich das Aroma entfaltet; dann Lorbeerblätter, Seetang, Pfefferkörner, Gemüsereste und Wasser hinzugeben.
5. Die Mischung aufkochen, dann die Hitze herunterregeln und 30 bis 60 Minuten köcheln lassen. Je länger es köchelt, desto mehr Geschmack entfaltet sich.
6. Die Brühe mit einem feinmaschigen Sieb oder Seihtuch abseihen, dann im Kühlschrank in luftdichten Behältern verstauen.
7. Die Brühe hält sich im Kühlschrank bis zu 4 Tagen, kann aber auch für späteren Gebrauch eingefroren und sollte dann innerhalb von 3 Monaten aufgebraucht werden.

Gurken-Dill-Cremesuppe mit hartgekochten Eiern

ergibt 2 Hauptspeisen- oder 4 Vorspeisen- bzw. Beilagen-Portionen

3 EL natives Olivenöl extra

2 kleine Gurken, geschält und grob geschnitten

1 Tasse Hühner- oder Gemüsebrühe

1 EL frischer, gehackter Dill

oder: 2 TL getrockneter Dill

½ Tasse Kokosmilch (die dickere Variante aus der Dose)

Meersalz und frisch gemahlener schwarzer Pfeffer nach Geschmack

4 hartgekochte, geschälte Eier

1. Olivenöl in einem mittelgroßen Kochtopf erhitzen, Gurken zugeben. Ein paar Minuten schmoren lassen, bis die Gurkenstücke etwas weicher sind.
2. Mit Brühe ablöschen, weitere 12 Minuten köcheln lassen.
3. Dill und Kokosmilch einrühren; wenn die Kokosmilch warm ist, die Suppe nach Geschmack mit Salz und Pfeffer würzen.
4. Harte Eier halbieren und je 2 Hälften unten in vier Suppenschüsseln legen.
5. Suppe über die Eier gießen, mit Dill und grob gemahlenem schwarzen Pfeffer garnieren.
6. Warm – oder in den heißen Monaten gekühlt – servieren.

Zucchini-Pilz-Suppe

ergibt 2 bis 4 Portionen

2 EL Kokosöl

6 Tassen zerkleinerte Pilze (z. B. Zuchtchampignons)

1 Zwiebel (rot oder gelb), grob gehackt

2 Knoblauchzehen, zerdrückt oder gehackt

1 große Zucchini, in ca. 1,3 cm dicke Scheiben geschnitten

1 Lorbeerblatt

gereinigtes Wasser nach Bedarf

2 Tassen gehackter Blumenkohl

wahlweise: ca. 1 Tasse Mandelmilch

oder: zusätzlich 2 EL Kokosöl für eine dickere Konsistenz

Meersalz und frisch gemahlener schwarzer Pfeffer nach Geschmack

ebenfalls wahlweise, aber empfehlenswert: Rosmarin, Salbei, Thymian oder Petersilie, frisch gehackt, zum Garnieren

1. Kokosöl in einem großen Suppentopf auf mittlerer Stufe erhitzen. Pilze zugeben und salzen. Ca. 3 bis 4 Minuten sautieren, bis die Pilze leicht gebräunt sind.
2. Zwiebel, Knoblauch und Zucchini untermengen und weitere 3 bis 4 Minuten erhitzen.
3. Lorbeerblatt zugeben und nur so viel Wasser aufgießen, dass das Gemüse damit bedeckt ist. Topf zudecken und Inhalt kurz aufkochen. Danach die Temperatur reduzieren und weitere 12 Minuten köcheln lassen.
4. Blumenkohl zugeben und weich kochen, dann den Topf vom Herd nehmen.
5. Suppe mit einem Pürierstab oder in kleineren Mengen im Hochgeschwindigkeitsmixer bearbeiten, bis die Masse cremig ist. Um einen gehaltvolleren Geschmack zu bekommen, können Sie wahlweise Mandelmilch oder Kokosöl zugeben.
6. Suppe wieder in den Topf gießen, mit Salz und Pfeffer würzen.
7. Warm servieren, mit frischen Kräutern Ihrer Wahl garnieren.

Thai-Kokos-Hühner-Suppe

ergibt 2 bis 4 Portionen

2 bis 3 EL Kokosöl

2 Knoblauchzehen, fein gehackt

½ rote Zwiebel, gehackt

1 Jalapeño-Chilischote, entkernt und gehackt (verwenden Sie weniger, wenn Sie scharfe Gewürze schlecht vertragen)

½ l Kokosmilch (aus Dose oder Tetrapack)

4 Tassen Gemüse- oder Hühnerbrühe

5 cm großes Stück frischer Ingwer, geschält und geraspelt

2 Zitronengrasstängel, in Stücke geschnitten und mit dem Messerrücken gequetscht, damit sich das Aroma entfaltet

Saft und Schale einer Limette

3 bis 4 EL Fischsoße (Marke „Red Boat“); fangen Sie mit 3 EL an und geben Sie dann nach Geschmack mehr hinzu

½ kg Hühnerbrust ohne Knochen, dünn geschnitten

1 Tasse Pilze (Sorte nach Belieben), klein geschnitten

8 Cherry-Tomaten, halbiert

1 Prise Stevia (nach Geschmack; nehmen Sie anfangs nur sehr wenig, da Stevia sehr süß ist)

frische, gehackte Korianderblätter zum Garnieren

Nama Shoyu oder Tamarisoße (weizenfrei), nach Geschmack

1. Kokosöl im Suppentopf erhitzen.
2. Knoblauch, Zwiebel und Jalapeño-Chilischote zugeben, etwa 2 Minuten sautieren, bis die Mischung ihr Aroma entfaltet.
3. Kokosmilch, Brühe, Ingwer, Zitronengras, Limettenschale (den Saft für später aufheben), Fischsoße und Hühnerfleisch zugeben.
4. Ca. 15 Minuten köcheln lassen.
5. Limettensaft, Pilze, Tomaten und Stevia zugeben, weitere 5 Minuten köcheln lassen.
6. Mit Koriander garnieren und mit einem Schuss Nama Shoyu oder Tamarisoße würzen, falls Sie es salziger wollen.

Spinat-Avocado-Suppe

ergibt 2 bis 4 Portionen

2 Tassen ungesüßte Kokosmilch*

Saft einer Limette oder Zitrone

2 reife Avocados, in große Stücke geschnitten

2 Handvoll frischer Babyspinat

¼ Tasse frische Korianderblätter

1 Knoblauchzehe

2 EL Schalotten, fein gehackt

Meersalz nach Geschmack

1. Zutaten in der Küchenmaschine pürieren, bis die Masse glatt und cremig ist.
2. Zusätzlich mit Korianderblättern oder Avocadostücken (oder Nüssen und Samen/Kernen Ihrer Wahl) garnieren. Suppe gekühlt oder bei Zimmertemperatur servieren.

* Um frische Kokosmilch herzustellen, pürieren Sie in der Küchenmaschine 1 Tasse ungesüßte Kokosraspeln mit 2 Tassen gereinigtem Wasser 45 Sekunden lang. Passieren Sie danach die Masse durch ein feinmaschiges Sieb oder ein Seihtuch.

Sie können auch Kokosmilch aus der Dose verwenden – aber die enthält sehr viel Fett und möglicherweise auch Zusatzstoffe. Überprüfen Sie also die auf dem Etikett angegebenen Inhaltsstoffe genau; wenn Sie unsicher sind, stellen Sie die Kokosmilch lieber selbst her. Sie können aber auch Kokosmilch aus dem Tetrapack nehmen, die Sie im Reformhaus oder Lebensmittelladen kaufen; nur sollte diese ungesüßt sein. Kokosmilch hält im Kühlschrank einige Tage.

Cremige Schmortomatensuppe

ergibt 2 bis 4 Portionen

8 mittelgroße Tomaten (Sorte egal), grob geschnitten

3 bis 4 Knoblauchzehen, fein gehackt

1 gelbe Zwiebel, grob in große Stücke gehackt

3 TL frischer Thymian

3 EL natives Olivenöl extra

Meersalz und frisch gemahlener schwarzer Pfeffer nach Geschmack

3 Tassen Gemüsebrühe

1 Tasse Kokosmilch

wahlweise: ½ TL rote Paprikaflocken

und/oder: 10 bis 12 frische, gehackte Basilikumblätter zum Garnieren

1. Backofen auf 200° C vorheizen.
2. Tomaten, Knoblauch, Zwiebel, Thymian und Olivenöl in einem Bräter oder einer Auflaufform vermengen, mit Salz und Pfeffer würzen.
3. Im Backofen schmoren, bis Tomaten, Knoblauch und Zwiebel zu karamellisieren beginnen (ca. 50 Minuten); gelegentlich umrühren, damit die Masse nicht anbrennt.
4. Inhalt samt Bratensaft in einen Suppentopf geben.
5. Brühe unterrühren, Topf zudecken und aufkochen.
6. Danach die Hitze reduzieren und 30 Minuten köcheln lassen.
7. Topf von der Herdplatte nehmen. Mit einem Stab- oder Küchenmixer die Suppe portionsweise bearbeiten, sobald sie etwas abgekühlt ist. So lange pürieren, bis sie glatt ist.
8. Kokosmilch einrühren, wahlweise auch Paprikaflocken.
9. Vor dem Servieren noch einmal im Topf erhitzen, mit Basilikum garnieren.

Curry-Fischsuppe

ergibt 2 bis 4 Portionen

2 kleine geschälte Pastinaken, grob zerkleinert

3 EL natives Olivenöl extra

1 gelbe Zwiebel, grob gehackt

3 Knoblauchzehen, fein gehackt

1 Fenchelknolle, dünn geschnitten

2 Porreestangen (weiße Teile in Scheiben schneiden, grüne nicht verwenden)

2 Stängel Stangensellerie, in kleine Stücke geschnitten

2 Tassen gereinigtes Wasser

¼ l Hühner- oder Gemüsebrühe

1 gehäufter EL Currypulver

½ kg weißer Fisch ohne Gräten (z. B. Schellfisch, Dorsch oder Heilbutt), in Stücke geschnitten

2 Tassen Kokosmilch

110 g Sardellen, in Öl oder Wasser eingelegt oder frisch

½ TL Meersalz (oder nach Geschmack)

½ TL frisch gemahlener schwarzer Pfeffer nach Geschmack

1. Pastinaken in einem mittelgroßen Topf ein paar Zentimeter mit Wasser bedecken und zum Kochen bringen. So lange kochen, bis die Pastinaken weich sind. Topf vom Herd nehmen, Pastinaken abgießen und beiseitestellen.
2. Während die Pastinaken kochen, Olivenöl in einem großen Topf erhitzen; Zwiebel, Knoblauch, Fenchel, Porree und Stangensellerie bei mittlerer Hitze im Öl sautieren. Regelmäßig umrühren, bis das Gemüse weich ist und die Zwiebeln leicht gebräunt sind.
3. 2 Tassen Wasser, Brühe und Currypulver zugeben.
4. Aufkochen lassen, dann Hitze herunterregeln. Topf zudecken, Suppe 8 bis 10 Minuten köcheln lassen, bis das Gemüse vollständig weichgekocht ist.
5. Fischstücke zugeben. Sobald das Fischfleisch undurchsichtig ist, Kokosmilch, Sardellen und gekochte Pastinaken zugeben.
6. Ca. 6 bis 8 Minuten köcheln lassen, bis alles durchgekocht ist.
7. Mit Salz und Pfeffer würzen, warm servieren. Wenn Sie möchten, können Sie jede Portion noch mit etwas Olivenöl beträufeln und mit extra Currypulver garnieren.

Kürbis-Curry-Suppe

ergibt 2 bis 4 Portionen

2 Tassen Butternusskürbis, geschält und würfelig geschnitten

2 bis 4 EL natives Olivenöl extra, zusätzliches Öl fürs Braten

Meersalz

1 gelbe Zwiebel, grob gehackt

3 Knoblauchzehen, fein gehackt

2 EL frischer Ingwer, gehackt

ca. ½ kg Kürbispüree (aus Dose oder Glas)

2 Tassen Gemüse- oder Hühnerbrühe

1 Tasse Kokosmilch

1 gehäufter EL Currypulver

1 Prise Cayennepfeffer

Saft einer Limette (oder nach Geschmack)

wahlweise: gehackte Frühlingszwiebeln oder frische Korianderblätter zum Garnieren

1. Backofen auf 230° C vorheizen.
2. Kürbiswürfel in einer Auflaufform mit Olivenöl schwenken und salzen.
3. So lange backen, bis die Kürbisstücke weich und dunkelbraun sind (ca. 30 Minuten), dann beiseitestellen.
4. Währenddessen Olivenöl in einem Suppentopf bei mittlerer bis niedriger Hitze erwärmen.
5. Zwiebel und Knoblauch unter ständigem Rühren 8 bis 10 Minuten lang sautieren.
6. Ingwer zugeben und weiter sautieren. Rühren, bis alles goldbraun geworden ist. Knoblauch und Ingwer sollten nicht zu dunkel und knusprig werden, weshalb man bei niedriger Hitze ständig rühren sollte.
7. Danach Kürbispüree untermengen und die Brühe, Kokosmilch, Currypulver und Cayennepfeffer hinzugeben. Etwas umrühren, dann auf niedriger Hitze etwa 20 Minuten köcheln lassen.
8. Geröstete Kürbisstücke und ein paar Spritzer Limettensaft (nach Geschmack) zugeben.
9. Sobald alles gut durchgekocht ist, in Suppenschüsseln servieren.
10. Wahlweise mit Frühlingszwiebeln oder Koriander garnieren.

Hackfleischsuppe

ergibt 4 bis 6 Portionen

- 2 EL natives Olivenöl extra
- 1 große gelbe Zwiebel, würfelig geschnitten
- 2 Knoblauchzehen, fein gehackt
- 1 Delicata- oder Eichelkürbis, geschält und würfelig geschnitten
- 3 mittelgroße Karotten, in etwa 1,25 cm dicke Münzen geschnitten
- 1 Tasse Pilze (jede Art möglich), gehackt
- 4 Tassen Rinder- oder Gemüsebrühe
- ½ kg Rinderhack
- 1 Kopf Pak Choi (chinesischer Blätterkohl), Blätter und weiße Stängel in große Stücke geschnitten
- 1 TL Currypulver
- 1 TL Paprikapulver
- ¼ Tasse Apfelessig
- 1 EL Nama Shoyu oder Tamarisoße (weizenfrei)
- Meersalz und frisch gemahlener schwarzer Pfeffer nach Geschmack

1. Olivenöl bei mittlerer Hitze in einem großen Suppentopf erhitzen.
2. Zwiebel und Knoblauch sautieren, bis sie ihr Aroma entfalten und weich sind, dann Kürbis, Karotten, Pilze und 2 Tassen Brühe zugeben.
3. Weitere 10 bis 15 Minuten sautieren und häufig umrühren, bis das Gemüse weich wird.
4. In der Zwischenzeit in einer großen Gusseisenpfanne Rinderhack unter häufigem Umrühren anbräunen, bis es weich ist.
5. Rinderhack dann in den Suppentopf geben, ebenso wie die restliche Brühe, den Pak Choi, das Curry- und Paprikapulver.
6. Für 1 Minute Hitze auf stärkste Stufe erhöhen, dann auf schwach zurückdrehen.
7. Essig und Nama Shoyu bzw. Tamarisoße zugeben, weiter köcheln lassen, bis alle Gemüse weich sind und zu zerfallen beginnen (oder wenigstens gut durchgekocht sind).
8. Nach Geschmack mit Salz und Pfeffer würzen, servieren.

Hauptgerichte mit Fisch

Pikanter Fisch im Kräuterbett

ergibt 2 Portionen

½ Bund frischer Koriander
½ Bund frische italienische Petersilie
10 Knoblauchzehen
1 Zitrone, in Scheiben geschnitten
3 Serrano-Chilis, entkernt und grob gehackt
250 g Heilbutt (oder anderer, steakartiger Fisch wie etwa Lachs)
1 TL Meersalz
½ TL frisch gemahlener schwarzer Pfeffer

Für die Kochflüssigkeit:

1 Tasse natives Olivenöl extra
1 Tasse gereinigtes Wasser
1 TL Meersalz
¼ TL frisch gemahlener schwarzer Pfeffer
½ TL Paprikapulver
wahlweise: ½ TL Cayennepfeffer

1. Koriander und Petersilie auf den Boden eines Topfes legen.
2. Knoblauchzehen, Zitronenscheiben und Serrano-Chilis darauf verteilen.
3. Fisch mit Salz und Pfeffer würzen und in einer einzigen Schicht darauflegen. Dann beiseitestellen.
4. Für die Kochflüssigkeit in einer kleinen Schale Olivenöl, Wasser, Salz, Pfeffer, Paprika und wahlweise Cayennepfeffer verquirlen.
5. Flüssigkeit über den Fisch gießen.
6. Topf zum Kochen bringen, dann zudecken und die Hitze zurückdrehen.
7. Ca. 5 Minuten köcheln lassen, dann Deckel herunternehmen und Temperatur auf mittlere Hitze erhöhen.

8. Fisch kochen, bis die Kochflüssigkeit abnimmt (ca. 15 Minuten).
9. Warm servieren und die restliche Soße über den Fisch verteilen.

Hanf-Pesto auf gebackenem Heilbutt

ergibt 4 Portionen

½ Tasse Hanfsamen

1 Knoblauchzehe, gewürfelt

Saft einer mittelgroßen Zitrone

½ Tasse frische Basilikumblätter

1 bis 2 TL Meersalz

frisch gemahlener schwarzer Pfeffer nach Geschmack

¼ Tasse natives Olivenöl extra, zusätzliches Öl für die Zubereitung des Fischs

½ kg Heilbutt (oder einen anderen Kaltwasserfisch aus Wildfang), in 4 Filets geschnitten

2 Zitronen, in dünne Scheiben geschnitten

2 Handvoll grüner Salat, mit frischem Zitronensaft angemacht

1. Backofen auf 180° C vorheizen.
2. Zuerst Pesto zubereiten. Dazu Hanfsamen, Knoblauch und Basilikum in eine Küchenmaschine geben und so lange zerkleinern, bis alles fein gehackt ist.
3. Zitronensaft, Salz und Pfeffer zugeben, weiter mixen und Olivenöl dazuträufeln. Für dieses Gericht sollte das Pesto von festerer Konsistenz sein, daher nur so viel Olivenöl einrühren, bis die Mischung gut püriert ist.
4. Pesto beiseitestellen.
5. Fischfilets mit Olivenöl bestreichen und dann mit Salz und Pfeffer würzen. Auf jedes Filet dünne Zitronenscheiben legen.
6. Filets in eine mit Backpapier ausgelegte oder leicht eingeölte Auflaufform geben, 10 bis 25 Minuten im Backofen erhitzen – oder so lange, bis der Fisch durch ist (mit einer Gabel prüfen).
7. Salat auf vier Teller aufteilen, nach Geschmack mit frischem Zitronensaft anmachen.
8. Auf die Salatblätter je ein Heilbuttfilet legen.

9. Auf jedem Filet eine Kugel Pesto platzieren und dann verstreichen, um das Filet zu bedecken.
10. Warm servieren.

Fish & Chips

ergibt 2 bis 6 Portionen

2 Delicatakürbisse oder 1 anderer, großer Winterkürbis – wie Eichel-, Butternuss- oder Kabochakürbis

2 EL natives Olivenöl extra

Meersalz und frisch gemahlener schwarzer Pfeffer nach Geschmack

½ Tasse Mandelkleie

½ TL Chilipulver

2 mittelgroße Kaltwasserfischfilets ohne Gräten (z. B. Dorsch oder Schellfisch)

1 Eiweiß

1. Backofen auf 230° C vorheizen.
2. Kürbis in keilförmige Pommes frites schneiden. Die Schale ist köstlich und sehr nährstoffreich; daher empfehlen wir, den Kürbis nicht zu schälen.
3. Kürbiswedges auf einem großen Backblech in Olivenöl, Salz und Pfeffer wälzen, bis sie vollständig bedeckt sind, dann gleichmäßig in einer Schicht verteilen.
4. 20 Minuten backen, dann die Wedges wenden und weitere 15 bis 20 Minuten backen – oder bis sie mürbe und dunkler geworden sind. Dann aus dem Backofen nehmen.
5. Während die Wedges backen, bereiten Sie den Fisch zu. Dazu Mandelkleie in einer kleinen Schüssel mit Chilipulver vermischen.
6. Eiweiß in einer anderen kleinen Schüssel mit einer Gabel oder einem Schneebesen schlagen.
7. Fischfilets zuerst ins Eiweiß tauchen, dann in die Mandelkleie-Mischung. Vorsichtig abschütteln und darauf achten, dass sie gleichmäßig paniert sind.
8. Filets auf ein sauberes, eingeöltes Backblech legen (nicht dasselbe, das Sie zuvor für die Kürbiswedges verwendet haben).

9. Ca. 10 bis 15 Minuten backen, bis sie weich und golden, aber nicht verbrannt sind.
10. Mit den Kürbiswedges servieren.

Reisfreies Lachs-Sushi

ergibt 2 Portionen

250 g Wildlachsfilet (oder aus der Dose, aber frischer ist besser)

1 Frühlingszwiebel, gehackt

1 kleine Avocado, zerdrückt

wahlweise: ½ Blatt Nori-Papier, zerbröselt (sehr zu empfehlen!)

Nama Shoyu oder Tamarisoße (weizenfrei), nach Geschmack

1 Salatgurke, in runde, ca. 2,5 cm dicke Scheiben geschnitten (geschält oder ungeschält, nach Geschmack)

wahlweise: ungesüßter*, eingelegter Ingwer

1. In einer Bratpfanne den Lachs in 2,5 cm Wasser pochieren, bis er gerade durch ist, ca. 2 Minuten auf jeder Seite, je nach Stärke des Filets. (Wenn Sie wollen, können Sie ihn auch 2 Minuten grillen.)
2. Gräten entfernen und Lachs in kleine Stückchen zerlegen.
3. Lachs, Frühlingszwiebel, Avocado, Nori und Tamarisoße in einer Schüssel vermengen.
4. Die Gurkenscheiben mit scharfem Messer aushöhlen, sodass Ringe entstehen.
5. Gurkenringe mit der Lachsmischung füllen.
6. Mit Tamarisoße und wahlweise eingelegtem Ingwer servieren.

* Am besten Ingwer ohne Mononatriumglutamat, Farb- und Konservierungsstoffe kaufen.

Zitronen-Dijon-Schellfisch

ergibt 2 bis 4 Portionen

½ kg Schellfischfilet (Dorsch oder ein anderer milder Kaltwasserfisch sind ebenfalls geeignet)

1 bis 2 EL Dijon-Senf

2 EL Kokosöl (geschmolzen), zusätzliches Öl zum Einfetten der Pfanne

1 Tasse Mandelmehl

1 kleine Handvoll frisch gehackte Petersilienblätter
Saft und Schale einer Zitrone
Meersalz nach Geschmack

1. Backofen auf 180° C vorheizen.
2. Auflaufform mit Oliven- oder Kokosöl einfetten.
3. Den Fisch in einer Schicht darauf platzieren.
4. Dünne Schicht Senf auf dem Fisch verstreichen, dann beiseitestellen.
5. In einer kleinen Schüssel Kokosöl, Mandelmehl, Petersilie, Zitronensaft und -schale vermengen und salzen.
6. Fisch nun mit der Mischung panieren.
7. Fisch nicht abgedeckt ca. 12 Minuten backen, bis er undurchsichtig und flockig ist.
8. Warm servieren.

Heilbutt in Putenbacon

ergibt 2 Portionen

2 mittelgroße Heilbuttfilets
1 Handvoll frischen Rosmarin (ohne Stängel)
Saft und Schale einer Zitrone
frisch gemahlener schwarzer Pfeffer nach Geschmack
4 Scheiben Putenbacon (zuckerfrei und von Freilandputen)
natives Olivenöl Extra

1. Backofen auf 200° C vorheizen.
2. Fisch mit Rosmarin, Pfeffer, Zitronensaft und -schalen würzen, dann beiseitestellen.
3. Bacon auf ein Schneidbrett legen – zwei Paare zu je zwei Baconscheiben.
4. Je 1 Filet auf ein Paar Baconscheiben legen, dann Filets mit dem Speck ummanteln. Den Fisch dabei so gut wie möglich (oder gewünscht) mit Bacon bedecken.
5. Olivenöl in eine große, ofenfeste Pfanne oder auf ein Backblech träufeln, den Fisch darauflegen. Der Fisch wird nicht gewendet, daher sollte die Seite oben sein, die später auch beim Servieren oben ist.

6. Fisch ca. 10 bis 15 Minuten im Backofen erhitzen, bis er durch und der Bacon knusprig ist.
7. Warm und mit etwas frisch gemahlenem schwarzen Pfeffer servieren.

Lachssalat

ergibt 2 bis 4 Portionen

2 Dosen zu je 170 bis 225 g Wildlachs

oder Lachsreste von zuvor gekochten Filets, falls zur Hand

2 Stängel Stangensellerie, würfelig geschnitten

1 kleine rote Zwiebel, fein gehackt

4 Frühlingszwiebeln, fein gehackt

6 EL Mayonnaise (achten Sie auf die Zutatenliste – sie sollte aus Eiern, nicht aus Soja hergestellt sein)

2 EL Miso

1 gehäufter EL Dijon-Senf

2 TL frischer Dill, gehackt

Meersalz und frisch gemahlener schwarzer Pfeffer nach Geschmack

1. Zutaten in einer mittelgroßen Schüssel vermengen.
2. Mischung wie Wraps in Salatblättern servieren – oder auf einem Bett aus gemischtem Blattsalat, als delikate Alternative zu Thunfisch.

Hauptgerichte mit Geflügel

Puten-Chili

ergibt 4 bis 6 Portionen

2 EL Kokosöl
½ kg Putenhackfleisch
1 gelbe oder rote Zwiebel, würfelig geschnitten
1 kleiner Winterkürbis, geschält und würfelig geschnitten
2 Knoblauchzehen, gehackt
1 rote Paprikaschote, würfelig geschnitten
2 Zucchini, würfelig geschnitten
2 EL Chilipulver (wenn Sie gern scharf essen, natürlich mehr)
1 ½ EL Kreuzkümmel, gemahlen
1 EL Paprikapulver
1 TL Zimtpulver
1 EL Rohkakaopulver
1 700 g-Glas Tomaten (möglichst eine Biomarke, sonst andere)
Meersalz und frisch gemahlener schwarzer Pfeffer nach Geschmack

1. Kokosöl im Suppentopf bei mittlerer Hitze erwärmen.
2. Putenfleisch ins Öl legen und sautieren, bis es gebräunt ist. Zwiebel und Kürbis zugeben und so lange sautieren, bis der Kürbis weich ist, ca. 5 bis 10 Min. Ständig rühren, um ein Anbrennen zu vermeiden.
3. Knoblauch, Paprika und Zucchini zugeben.
4. Weitere 3 Min. sautieren.
5. Chilipulver, Kreuzkümmel, Paprikapulver, Zimt und Kakaopulver zugeben und weitere 2 Min. kochen, bis man die Gewürze riechen kann. Dann Tomaten zugeben und weitere 10 bis 15 Min. köcheln lassen.
6. Warm servieren.

Chicken Pot Pie

ergibt 4 bis 6 Portionen

3 EL Kokosöl

3 bis 4 Schalotten, fein gehackt

1 Tasse Karottenscheiben

2 Stängel Stangensellerie, geschnitten

6 Knoblauchzehen, fein gehackt und in zwei gleich große Portionen geteilt

2 bis 3 Hühnerbrüste ohne Knochen (etwa 700 g), gewürfelt

1 Tasse grüne Erbsen, frisch oder tiefgefroren

2 Tassen Hühnerbrühe (möglicherweise benötigen Sie mehr, aber beginnen Sie mit dieser Menge)

Meersalz und frisch gemahlener schwarzer Pfeffer nach Geschmack

½ rote Zwiebel, gehackt

1 ½ Tassen rohe Cashewnüsse (4 bis 6 Stunden einweichen, dann abseihen)

½ TL Cayennepfeffer

wahlweise: 1 TL geräuchertes Paprikapulver

Für die Kruste:

1 ½ Tassen blanchiertes Mandelmehl

½ Tasse rohe Sonnenblumenkerne

1 EL getrocknete Kräuter (wie Rosmarin, Thymian oder Schnittlauch)

oder frische Kräuter, davon jedoch etwas mehr

1 TL Knoblauchpulver

½ TL Meersalz

1 EL natives Olivenöl extra

1 EL gereinigtes Wasser

1. 2 EL Kokosöl in einer großen Pfanne bei mittelstarker Hitze erwärmen.
2. Schalotten zugeben und 5 Minuten sautieren, bis sie glasig sind.
3. Karotten, Stangensellerie und die Hälfte des Knoblauchs zugeben, weiter sautieren bis die Karotten weicher werden (etwa 3 bis 5 Minuten).
4. Huhn zugeben und so lange erhitzen, bis es nicht mehr rosa ist.
5. Erbsen und eine halbe Tasse Hühnerbrühe zugeben.

6. Weiter köcheln lassen, bis das Gemüse weich und das Huhn vollständig durchgekocht ist.
7. Salzen und pfeffern, dann beiseitestellen.
8. Restliches Kokosöl in einer mittelgroßen Pfanne bei mittlerer Hitze erwärmen.
9. Rote Zwiebel zugeben und ca. 5 bis 8 Minuten sautieren.
10. Nun die andere Portion des gehackten Knoblauchs dazugeben und weitere 3 Minuten sautieren. Dann von der Herdplatte nehmen.
11. In einem Küchenmixer die Zwiebelmischung mit den Cashewnüssen, 1 ½ Tassen Hühnerbrühe, Cayennepfeffer (und wahlweise Paprikapulver) pürieren, bis alles glatt und geschmeidig ist.
12. Mischung in die große Pfanne mit dem Huhn und dem Gemüse geben. Alles über mittlerer Hitze kochen, bis sich die Mixtur verdickt (ca. 5 Minuten).
13. Falls notwendig, noch weitere Brühe unter ständigem Rühren zufügen.
14. Mit Salz und Pfeffer würzen und dann in eine leicht eingeölte, tiefe Auflauf- oder Backform geben.
15. Backofen auf 180° C vorheizen.
16. Für die Kruste Mandelmehl, Sonnenblumenkerne, Kräuter, Knoblauchpulver, Salz, Olivenöl und Wasser in eine Küchenmaschine geben und so lange mixen, bis alles gut durchmischt ist.
17. Teig auf einem leicht mit (glutenfreiem) Mehl bestäubten Schneidbrett oder Backpapier ausrollen. Mit Backpapier ist es einfacher, den Teig auf die Backform zu befördern.
18. Teig über die Mischung in der Auflauf- bzw. Backform legen.
19. Ca. 20 Minuten backen – oder bis der Teig goldbraun geworden ist.

Mandel-Limette-Hühnerpfanne

ergibt 2 Portionen

2 bis 3 EL natives Olivenöl extra oder Kokosöl

5 cm großes frisches Ingwerstück, geschält und fein gehackt

2 Knoblauchzehen, fein gehackt

1 rote Zwiebel, halbiert und in dünne Scheiben geschnitten

2 mittelgroße Karotten, geschält und dünn diagonal aufgeschnitten

2 kleine Hühnerbrüste ohne Knochen, würfelig oder in dünne Streifen geschnitten

1 mittelgroßes Bündel Mangold (8 bis 12 Stängel), grob gehackt

2 EL Nama Shoyu oder Tamarisoße (weizenfrei)

Saft von 2 Limetten (oder nach Geschmack)

1 Tasse ungesalzene, rohe oder trocken geröstete Mandeln

wahlweise: Meersalz und frisch gemahlener schwarzer Pfeffer

1. Große Bratpfanne oder Wok bei starker Hitze vorwärmen. Sobald die Pfanne heiß ist, Oliven- oder Kokosöl darin verteilen.
2. Ingwer, Knoblauch, Zwiebel und Karotten darin sautieren, bis alles mürbe ist.
3. Hühnchen zugeben und so lange erhitzen, bis es zu bräunen beginnt.
4. Unter ständigem Rühren Mangold, Tamarisoße, Mandeln und Limettensaft zugeben.
5. Sobald der Mangold zerfallen und das Hühnchen angebräunt ist, können Sie das Gericht servieren.
6. Eventuell mit gehackten Frühlingszwiebeln oder Korianderblättern garnieren, nach Geschmack mit Salz und Pfeffer.

Curry-Ente

ergibt 2 Portionen

2 TL Meersalz

4 Knoblauchzehen, fein gehackt

1 TL Kreuzkümmel

2 EL Currypulver

2 EL natives Olivenöl extra

2 Entenbrüste ohne Knochen (oder Hühnerbrüste, wenn Sie Ente nicht mögen)

1. In einer Schüssel Salz, Knoblauch, Kreuzkümmel, Currypulver und Olivenöl vermischen.
2. Entenbrüste darin wälzen, bis sie vollständig bedeckt sind.

3. Abdecken und mindestens 1 Stunde in der Marinade lassen – oder noch besser über Nacht (je länger, desto besser); die Schüssel dazu in den Kühlschrank stellen.
4. Backofen auf 230° C vorheizen.
5. Ente auf eine leicht eingeölte Auflaufform legen und etwa 10 Minuten braten lassen bzw. bis das Fleisch zart ist.
6. Auf leicht gedünstetem Grünkohl, Mangold oder Brunnenkresse servieren.

Langsam gebratene Hähnchenschenkel

ergibt 2 Portionen

2 Hähnchenschenkel
1 TL Meersalz
½ TL frisch gemahlener, schwarzer Pfeffer
1 TL gemahlener Fenchelsamen
2 EL Kokosöl
2 Knoblauchzehen, fein gehackt
2 Tassen Hühnerbrühe (Sie können aber auch selbstgemachten Fond vom Rind oder Huhn verwenden; siehe Rezepte auf S. 153–154)
1 Fenchelknolle, geviertelt
1 Tasse Zucchini, in 1–2 cm große Würfel geschnitten
Meersalz
8 frische Basilikumblätter, fein gehackt

1. Hähnchenschenkel auf Zimmertemperatur bringen.
2. Dann mit Salz, Pfeffer und gemahlenen Fenchelsamen würzen.
3. Kokosöl in einer großen Bratpfanne erhitzen.
4. Schenkel mit Haut in die Pfanne legen und 5 bis 8 Minuten anbraten, bis die Haut leicht braun wird.
5. Sobald die Hähnchenschenkel braun sind, wenden und Knoblauch dazugeben. Weiterbraten, bis die Mischung angenehm zu riechen beginnt, dann Hühnerbrühe dazugießen. Zudecken und 25 Minuten köcheln lassen.
6. Fenchel und Zucchini zugeben und wieder zudecken. So lange köcheln lassen, bis alles durch ist.

7. Mit Meersalz würzen, Basilikum kurz vor dem Servieren hinzufügen.
8. Über jeden Schenkel noch extra Bratensaft und Gemüse geben.

Knoblauch-Zitronen-Hühnchen

ergibt 4 Portionen

1 Zitrone, geviertelt

5 bis 6 frische Rosmarinzweige; mit einem Messer oder im Mörser grob zerkleinert, damit das Aroma sich entfaltet

4 EL natives Olivenöl extra

2 Knoblauchzehen, fein gehackt

1 Prise Meersalz

1 Prise frisch gemahlener schwarzer Pfeffer

4 Hühnerbrüste ohne Knochen und Haut

3 Karotten, geschält und geschnitten

2 mittelgroße Pastinaken, geschält und in Längsstreifen geschnitten (je dünner die Streifen, desto schneller sind sie gebraten)

1. Saft der Zitronenviertel in eine Schüssel auspressen; Rosmarin, Olivenöl, Knoblauch, Salz und Pfeffer mit den ausgepressten Zitronenstücken zugeben. Marinade beiseitestellen.
2. Hühnerbrüste in je 4 Stücke zerteilen, sodass Sie insgesamt 16 Hühnerstücke erhalten. In die Marinade legen und so lange darin schwenken, bis jedes Stück vollständig damit bedeckt sind. Das Fleisch wird nun durch den Zitronensaft weiß; es sollte mindestens 1 Stunde in der Marinade bleiben, einige Stunden wären noch besser. Im Kühlschrank aufbewahren.
3. Backofen auf 220° C vorheizen.
4. Karotten, Pastinaken und den gesamten Inhalt der Schüssel samt Hühnerteilen in eine leicht eingeölte Auflaufform geben.
5. Ca. 40 bis 45 Minuten lang backen. Zwischendurch immer wieder prüfen, weil Ofentemperatur und Backzeiten variieren können. Kontrollieren Sie, ob das Fleisch durch ist und die Pastinaken weich sind.
6. Warm servieren.

Süß-saure Hühnerflügel

ergibt 2 Portionen

3 Knoblauchzehen, sehr fein gehackt *oder* 2 TL Knoblauchpulver

Stevia zum Süßen (wahrscheinlich genügt ein kleiner Spritzer)

2 TL Paprikapulver

1 EL Nama Shoyu oder Tamarisoße (weizenfrei)

2 TL Ketchup (ungesüßt)

4 kleine Hühnerflügel (oder -keulen, wenn Sie das bevorzugen)

1. In einer Auflaufform, in der alle Hühnerflügel flach nebeneinanderliegend Platz haben, Knoblauch, Stevia, Paprikapulver, Nama Shoyu oder Tamarisoße und Ketchup vermischen.
2. Hühnerflügel in der Mischung rollen, bis sie vollständig bedeckt sind. Dann mindestens 20 Minuten in der Marinade kaltstellen (Kühlschrank); besser wäre eine Stunde.
3. Den Backofen auf 190° C vorheizen.
4. Fleisch samt Marinade in der Auflaufform etwa 45 bis 60 Minuten backen, dazwischen einmal wenden, bis das Huhn durch ist.
5. Mit der übrigen Marinade (nach Geschmack) servieren.

Hauptgerichte mit Lamm und Rind

Mit Lamm gefüllte Zucchini an Tahinsoße

ergibt 2 bis 4 Portionen

3 mittelgroße bis große Zucchini
1 EL Kokosöl
1 kleine rote Zwiebel, sehr fein gehackt
2 Knoblauchzehen, fein gehackt
½ Tasse Pinienkerne
¼ Tasse griechische Oliven, entkernt und klein geschnitten
1 TL Paprikapulver (mit geräuchertem schmeckt das Gericht noch besser)
1 EL gemahlener Kreuzkümmel
1 TL gemahlener Zimt
½ kg Lammhackfleisch
Meersalz nach Geschmack
3 EL natives Olivenöl extra

Für die Tahinsoße:

2 Knoblauchzehen
Saft von 2 kleinen Zitronen
½ Tasse Tahin
wahlweise: ¼ Tasse Cashewmus (macht die Soße etwas süßer)
Meersalz nach Geschmack

1. Backofen auf 190° C vorheizen.
2. Zucchini der Länge nach in Hälften schneiden, Samen und Fruchtfleisch vorsichtig herausnehmen (so viel wie möglich, ohne dass die Zucchini dabei ihre Form verlieren). Beiseitestellen.
3. Kokosöl in einer großen Pfanne auf mittlerer Stufe erhitzen.
4. Zwiebel und Knoblauch sautieren, bis sie glasig werden.
5. Pinienkerne, Oliven, Paprikapulver, Kreuzkümmel und Zimt zugeben.
6. Weitere 2 Minuten sautieren.

7. Lammhack zugeben und kochen lassen, bis das Fleisch gebräunt ist.
8. Pfanne vom Herd nehmen und nach Geschmack salzen.
9. Backblech mit Olivenöl einstreichen, Zucchini mit der Haut nach unten darauflegen.
10. Ausgehöhlte Zucchini mit der Lammfleischmischung füllen.
11. 25 bis 30 Minuten im Ofen backen.
12. Währenddessen stellen Sie die Tahinsoße her: Knoblauch im Mixer pürieren, dann Zitronensaft, Tahin und (wahlweise) Cashewmus zugeben; weitermixen, bis die Mischung glatt ist. Soll die Soße dünner werden, kleine Mengen warmes Wasser zugeben, bis die gewünschte Konsistenz erreicht ist.
13. Zucchini aus dem Backofen nehmen, mit Tahinsoße übergossen servieren.

Lammkoteletts mit Rosmarin und gedämpftem Spargel

ergibt 4 Portionen

250 g Spargel
½ TL Salz
1 EL natives Olivenöl extra
1 kleine Handvoll frische Rosmarinblätter, fein gehackt
2 Knoblauchzehen, fein gehackt
1 EL Dijon-Senf
4 Lammkoteletts oder 1 Lammkeule

1. Holzige Enden vom Spargel abschneiden. Sie können auch mit einem Gemüseschäler ca. 2,5 cm der harten, grünen, fasrigen Schale am unteren Ende der Spargelstange abziehen, wenn Sie wollen.
2. Einen Kochtopf ca. 8 cm mit Wasser befüllen, Salz zugeben, Wasser zum Kochen bringen.
3. Spargel ca. 3 Minuten im kochenden Wasser blanchieren – oder bis er zart, aber nicht weich ist, eben al dente. Abtropfen lassen und beiseitestellen.
4. Paste aus Olivenöl, Rosmarin, Knoblauch und Dijon-Senf anrühren, die Lammkoteletts damit einstreichen.
5. Lammkoteletts bei starker Hitze grillen oder sautieren – ca. 3 bis 4 Minuten für jede Seite, bis sie halb durch sind. Dann von der Herdplatte nehmen.

6. Spargel und Lammkoteletts auf einem Teller anrichten und servieren.*

* Für eine delikate zusätzliche Geschmacksnote ein paar ganze Knoblauchzehen in einem kleinen ofenfesten Gefäß bei 180° C im Backofen 30 Minuten rösten und mit den Lammkoteletts servieren.

Rinderhackpfanne

ergibt 8 Portionen

2 EL Kokosöl

1 gelbe Zwiebel, grob gehackt

1 Knoblauchzehe, fein gehackt

500 g Rinderhack (von Weidetieren)

2 TL Paprikapulver

2 TL frischer Ingwer, fein gehackt

1 kleiner Kopf Pak Choi

2 Tassen Spinat, dicht befüllt

6 EL Nama Shoyu oder Tamarisoße (weizenfrei)

Meersalz und frisch gemahlener schwarzer Pfeffer nach Geschmack

1. Kokosöl in einer großen Gusseisenpfanne oder Sauteuse bei starker Hitze verflüssigen. Dann auf mittlere Hitze zurückdrehen, Zwiebel und Knoblauch zugeben. Unter häufigem Umrühren anschwitzen, bis die Zwiebel mürbe und goldbraun ist (ca. 4 bis 8 Minuten).
2. Rinderhack, Paprikapulver und Ingwer zugeben, häufig umrühren, damit alles gut durchgekocht ist.
3. Nach 6 bis 8 Minuten Spinat zugeben, auf schwache Hitze zurückdrehen, Pfanne zudecken.
4. 4 Minuten köcheln lassen, dann Deckel abnehmen, ein paarmal umrühren, um alles gut zu vermengen. Ist der Spinat noch nicht weich genug, weitere 2 bis 4 Minuten den Deckel auf die Pfanne geben.
5. Vom Herd nehmen, wenn der Spinat hellgrün und weich ist.
6. Mit Salz und Pfeffer würzen.
7. Warm servieren.

Tacos vom Lamm

ergibt 4 Portionen

2 EL Kokosöl

120 g Lammhackfleisch

1 mittelgroßer Sommerkürbis (gelber Kürbis), würfelig geschnitten

¼ Tasse rote Zwiebeln, fein gehackt

1 Knoblauchzehe, fein gehackt

1 EL Taco- oder Fajita-Gewürz

Meersalz nach Geschmack

Römersalat (als Tacohülle)

1 bis 2 EL frische Korianderblätter, gehackt

Guacamole (Avocadodip), fertig oder selbst zubereitet

wahlweise: frische Sprossen (jede Art) zum Garnieren

1. Große Sauteuse bei starker Hitze vorwärmen.
2. Kokosöl in der Pfanne verflüssigen, dann weiter erhitzen, bis es leicht raucht.
3. Lammhack zugeben und einrühren, bis es gebräunt ist.
4. Kürbis, Zwiebeln, Knoblauch und Taco-Gewürz zugeben und gut umrühren, bis die Zutaten vermengt sind. Mischung kochen, bis das Lammfleisch durch und das Gemüse weich ist.
5. Mit Salz abschmecken.
6. Salatblätter oder Tortillas auf einem Teller anrichten.
7. Lammfleisch und Gemüse darauflegen, mit Koriander würzen.
8. Guacamole nach Geschmack zugeben und mit Sprossen garnieren.

Shepherd's Pie

ergibt 4 Portionen

Für die obere Schicht:

1 mittelgroßer Blumenkohl, in seine Röschen geschnitten

1 bis 2 Knoblauchzehen, fein gehackt

2 EL Kokosöl, verflüssigt

¼ Tasse Mandel-, Reis- oder Kokosmilch

Meersalz und frisch gemahlener schwarzer Pfeffer nach Geschmack

wahlweise: Schnittlauch oder andere frische Kräuter, gehackt (nach Geschmack)

Für die Fleischfüllung:

3 EL Kokosöl

1 mittelgroße rote oder gelbe Zwiebel, gehackt

2 Knoblauchzehen, fein gehackt

170 g braune oder Baby-Bella-Champignons

1 große Karotte, geschält und gehackt (Biokarotte auch mit Schale)

1 Stängel Stangensellerie, grob gehackt

½ kg Rinderhackfleisch*

1 EL Kokosmehl oder Mandelmehl/-kleie

¾ Tasse Hühner-, Gemüse- oder hausgemachte Knochenbrühe (siehe S. 153–155)

1 EL frischer Thymian, gehackt *oder* 1 TL getrockneter Thymian

1 EL frischer Rosmarin, gehackt *oder* 1 TL getrockneter Rosmarin

1 EL frische Petersilienblätter, fein gehackt

2 EL Nama Shoyu oder Tamarisoße (weizenfrei)

Meersalz und frisch gemahlener schwarzer Pfeffer nach Geschmack

1. Backofen auf 200° C vorheizen.
2. Zuerst obere Schicht des Shepherd's Pie zubereiten. Blumenkohlröschen dünsten, bis sie weich sind.
3. Blumenkohl im Mixer oder der Küchenmaschine mit Knoblauch und Kokosöl mixen, bis die Mischung glatt ist.
4. Langsam Milch zugeben, bis die Mischung immer noch glatt, aber dickflüssiger ist.
5. Salz und Pfeffer nach Geschmack zugeben, wahlweise Kräuter dazu.
6. Mischung beiseitestellen.
7. Für die Fleischfüllung: Kokosöl in einer großen Pfanne bei mittlerer Hitze erhitzen.
8. Zwiebel zugeben und sautieren, bis sie glasig ist. Dann Knoblauch, Pilze, Karotte und Sellerie hinzufügen.
9. Sautieren, bis das Gemüse weich wird.

10. Rinderhack zugeben und weitere 5 bis 10 Minuten sautieren, bis das Fleisch angebräunt ist.
11. Kokos- oder Mandelmehl, Brühe, Thymian, Rosmarin und Petersilie einrühren.
12. Auf schwache Hitze zurückdrehen, unter gelegentlichem Umrühren ca. 5 Minuten köcheln lassen, bis die Flüssigkeit reduziert wird und die Soße sich verdickt.
13. Zum Schluss Nama Shoyu oder Tamarisoße einrühren.
14. Nach Geschmack mit Salz und Pfeffer würzen.
15. Fleisch-Gemüse-Mischung mit dem Löffel in eine Kasserolle geben.
16. Pürierten Blumenkohl in einer Schicht darüber verteilen.
17. 35 Minuten im Ofen backen, warm servieren.

* Das Gericht kann auch mit Linsen oder Lammfleisch zubereitet werden – je nachdem, was Sie lieber essen.

Pikant gewürztes Flankensteak

ergibt 2 Portionen

2 EL Apfelessig
3 EL Chilipulver
2 TL gemahlener Kreuzkümmel
1 EL Knoblauchpulver
½ TL rote Paprikaflocken
½ TL frischer Ingwer, fein gehackt
1 großes oder 2 kleine Flankensteaks

1. Apfelessig, Chilipulver, Kreuzkümmel, Knoblauchpulver, Paprikaflocken und Ingwer in einer kleinen Schüssel verrühren.
2. Steak auf beiden Seiten mit der Würzmischung einreiben, sodass es völlig bedeckt ist.
3. Fleisch nach Geschmack – blutig, medium oder durch – grillen oder anbraten.
4. Als Steak servieren oder in dünne Streifen schneiden und über kurz sautiertem dunklen Blattgemüse (Spinat, Grünkohl, Mangold oder Pak Choi) servieren.

Vegetarische Gerichte

Gerösteter Kürbis mit Curry-Tahin-Dressing

ergibt 4 bis 8 Portionen

1 Ambercup- oder Kabochakürbis, in Wedges (tortenstückförmig) geschnitten

natives Olivenöl extra

Meersalz und frisch gemahlener schwarzer Pfeffer nach Geschmack

Für das Curry-Tahin-Dressing:

¼ Tasse Tahin

Saft von 1 Zitrone

Stevia zum Süßen (vorsichtig – sehr süß!)

1 TL Currypulver

1 TL Dill, frisch oder getrocknet (wenn frisch, dann fein gehackt)

1 TL Meersalz

2 EL Mandel- oder Kokosmilch (oder Wasser)

1. Backofen auf 230° C vorheizen.
2. Kürbiswedges auf ein Backblech legen, mit Olivenöl beträufeln und mit einer Prise Salz und Pfeffer würzen.
3. Wedges backen, bis sie dunkel und mürbe sind (mit Gabel überprüfen) – ca. 30 bis 40 Minuten.
4. In der Zwischenzeit das Dressing zubereiten: In der Küchenmaschine Tahin, Zitronensaft, Stevia, Currypulver, Dill und Meersalz mixen, bis die Masse glatt ist.
5. Mandel- oder Kokosmilch (oder Wasser) zugeben, um die Mischung zur gewünschten Konsistenz zu verdünnen. (Oder in einer Schüssel mit dem Schneebesen verrühren, bis sie glatt ist.)
6. Fertigen Kürbis aus dem Backofen nehmen und warm servieren. Dressing entweder über den Kürbis träufeln oder in kleinen Schüsseln als Dip servieren.

Thai-Gemüse-Wraps mit Mandelsoße

ergibt 4 Portionen

1 EL Mandelmus

1 TL frischer Ingwer, gerieben

Saft ½ Zitrone

1 TL Apfelessig

1 Knoblauchzehe

1 TL Nama Shoyu oder Tamarisoße (weizenfrei)

1 Prise Cayennepfeffer

⅓ Tasse gereinigtes Wasser

4 große Blätter Römersalat

½ Kopf Chinakohl, gehobelt

1 Karotte, geschält und gehobelt

2 Schalotten, in dünne Scheiben geschnitten

6 Zuckerschoten, in dünne Scheiben geschnitten

1 Salatgurke, geschält, entkernt und gehobelt

Korianderblätter zum Garnieren

1 Packung Nori-Blätter, in 0,4 cm x 6 cm lange Streifen geschnitten (die Anzahl der benötigten Nori-Blätter kann variieren, also sicherheitshalber eine ganze Packung bereithalten – auch wenn Sie nicht alle verwenden)

wahlweise: Mandelblätter zum Garnieren

1. Für die Mandelsoße: Mandelmus, Ingwer, Zitronensaft, Apfelessig, Knoblauch, Nama Shoyu oder Tamarisoße, Cayennepfeffer und Wasser cremig mixen. Ist die Mischung zu dickflüssig, mehr Wasser zugeben.
2. Beiseitestellen.
3. Salatblätter waschen und zum Abtropfen beiseitestellen.
4. Chinakohl, Karotte, Schalotten, Zuckerschoten und Gurke in einer mittelgroßen Schüssel vermischen.
5. In jedes Salatblatt einen Löffel der Gemüsemischung geben, dann Blätter zusammenrollen und die Wraps auf einem Servierteller anrichten.
6. Auf jeden Wrap 1 EL Mandelsoße träufeln.
7. Mit Korianderblättern und Noristreifen oder Mandelblättern garnieren.

Warme Zucchini-Pesto-Pasta

ergibt 2 bis 4 Portionen

2 El Kokosöl

½ rote Zwiebel, in dünne Scheiben geschnitten

1 geschälte Zucchini (Biozucchini auch ungeschält), entkernt und der Länge nach in Streifen geschnitten

2 gehäufte EL Pesto (vegan)

2 bis 3 EL Oliven, gehackt

Schale von ½ Zitrone

Meersalz nach Geschmack

frisch gemahlener schwarzer Pfeffer (ca. 4 bis 8 Umdrehungen mit der Pfeffermühle), nach Geschmack

1. Kokosöl bei mittlerer Hitze in einer großen Sauteuse schmelzen lassen.
2. Zwiebel zugeben und sautieren, bis sie weich wird (3 bis 4 Minuten).
3. Zucchini einrühren, dann Pesto zugeben und gut vermischen.
4. Weiter sautieren, bis alle Zutaten warm sind.
5. Oliven und Zitronenschale unterheben.
6. Mit Salz und Pfeffer würzen, servieren.

Seetangnudeln mit Knoblauch und Sommergemüse

ergibt 2 bis 4 Portionen

230 bis 450 g Seetangnudeln

2 EL natives Olivenöl extra

4 Knoblauchzehen, dünn geschnitten

1 großer Sommerkürbis, in 6 mm dicke Scheiben geschnitten

2 Handvoll Pilze (Sorte nach Belieben), geschnitten

1 Fenchelknolle, klein geschnitten

2 EL frischer Basilikum, gehackt – oder andere frische Kräuter, die Sie gerade vorrätig haben

Meersalz nach Geschmack

¼ Tasse Pinienkerne

1. Seetangnudeln unter kaltem Wasser abspülen.
2. Abtropfen lassen und beiseitestellen.
3. Olivenöl in einer großen Sauteuse auf mittlerer Stufe erhitzen.
4. Geschnittenen Knoblauch zugeben und sautieren, bis er leicht angebräunt ist und sein Aroma entfaltet.
5. Kürbis, Pilze und Fenchel zugeben. Inhalt 8 bis 10 Minuten mit einem hölzernen Kochlöffel ständig umrühren, damit der Knoblauch nicht anbrennt.
6. Seetangnudeln zugeben, noch ein paar Minuten mit einer Grill- oder Nudelzange umrühren.
7. Basilikum zugeben und warten, bis es weich ist – etwa dann, wenn die Nudeln die perfekte Temperatur erreicht haben.
8. Vom Herd nehmen und nach Geschmack mit Meersalz würzen.
9. Mit frischen Kräutern und Pinienkernen garnieren, warm oder kalt servieren.

Phat Thai

ergibt 2 bis 4 Portionen

1 kleiner Spaghettikürbis
2 EL Kokosöl
1 rote Chili, gehackt (Schärfe nach Geschmack)
2 Knoblauchzehen, fein gehackt
ca. 2,5 cm großes Stück Ingwer, geschält und fein gehackt
1 große gelbe Zwiebel, grob gehackt
1 Brokkoli mit kleinem Kopf, in Röschen geschnitten
2 Handvoll Mungobohnensprossen
½ Tasse gehackte Mandeln
2 Eier
Saft von 1 Limette oder 1 EL Limettensaft
1 Spritzer Nama Shoyu oder Tamarisoße (weizenfrei)
1 Spritzer Fischsoße (Marke „Red Boat“)
1 kleine Handvoll frischer, gehackter Koriander

1. Fruchtfleisch des Spaghettikürbis ausschälen und in eine Schüssel geben.

2. Wok oder große Gusseisenpfanne bei starker Hitze vorheizen.
3. Kokosöl, Chili, Knoblauch, Ingwer und Zwiebel in die Pfanne geben, schwenken und sautieren, bis die Zwiebel glasig und weich wird.
4. Brokkoli und Mungobohnensprossen zugeben.
5. Wenn der Brokkoli hell und mürbe, stellenweise vielleicht sogar braun wird, Mandeln und Kürbisfruchtfleisch zugeben.
6. Limettensaft, Nama Shoyu bzw. Tamarisoße, Fischsoße und Koriander zugeben. Eier aufschlagen und einrühren, bis sie durch sind. Warm servieren.

Knoblauch-Frittata mit Gemüsemischung

ergibt 2 bis 6 Portionen

2 Pastinaken, in dünne Scheiben geschnitten
2 EL natives Olivenöl extra
4 Knoblauchzehen, fein gehackt
1 kleines Bund frische Frühlingszwiebeln, gehackt
4 Tassen gehackter Grünkohl, dicht befüllt
8 mittelgroße Eier
¼ Tasse Mandel- oder Kokosmilch
1 TL Meersalz
frisch gemahlener schwarzer Pfeffer nach Geschmack

1. Pastinaken dünsten, bis sie weich sind. Danach schälen oder – je nach Geschmack – ungeschält lassen. (Bedenken Sie aber, dass die Schale viele Nähr- und Ballaststoffe enthält.) Beiseitestellen.
2. Backofen auf 180° C vorheizen.
3. Olivenöl in einer gusseisernen oder anderen ofenfesten Pfanne auf mittlerer Stufe erhitzen.
4. Knoblauch unter häufigem Umrühren sautieren, bis er goldbraun ist und sein Aroma entfaltet.
5. Frühlingszwiebeln und Grünkohl zugeben, weiter umrühren und Hitze etwas zurücknehmen.
6. Mischung sautieren, bis Grünkohl zart und weich ist.
7. Eier aufschlagen und mit Mandel- oder Kokosmilch in einer mittelgroßen Schüssel verrühren; Salz und ein, zwei Prisen schwarzen Pfeffer zugeben.

8. Eiermischung in die Pfanne auf dem Herd geben und Inhalt verrühren.
9. Pastinaken zugeben und 8 bis 10 Minuten kochen lassen. Heben Sie das Gemüse gelegentlich an, damit die noch ungekochte Eiermischung zum Boden der Pfanne rinnt und durchgekocht wird. Verrühren Sie die Eier nicht, sondern warten Sie, bis sich das Gericht setzt und fest wird.
10. Pfanne in den Backofen geben und weitere 5 bis 7 Minuten backen. Wenn die Frittata durchgebacken und oben goldbraun ist, aus dem Backofen nehmen und umgedreht auf einen Servierteller kippen – oder 1 Minute in der Pfanne auskühlen lassen und dann in Stücke schneiden.
11. Warm oder kalt servieren.

Eignet sich auch für weitere 2 bis 3 Tage sehr gut zum Verzehr.

Gemüselasagne mit Cashewkäse

ergibt 4 bis 8 Portionen

Für die Nudeln:

4 mittelgroße Sommerkürbisse oder Zucchini, der Länge nach in breite Streifen (ca. 6 mm dick) geschnitten*

Meersalz und frisch gemahlener schwarzer Pfeffer nach Geschmack

Für das Gemüse:

1 EL Kokosöl

1 Porreestange, weißer Teil in ca. 6 mm dünne Scheiben geschnitten, grüner Teil wird nicht verwendet

2 Portobello-Champignons, Lamellen mit einem Löffel ausgehöhlt, in ca. 12 mm dicke Scheiben geschnitten

2 Tassen Zuchtchampignons, in Scheiben geschnitten

1 mittelgroße Zucchini, in ca. 6 mm dicke Scheiben geschnitten

2 Knoblauchzehen, fein gehackt

4 dicht befüllte Tassen Mangold, grob gehackt

Meersalz nach Geschmack

Für die Soße:

1 Tasse Cashewnüsse, trocken geröstet oder roh

Saft von 1 Zitrone

1 gehäufter EL Miso
1 TL Knoblauchpulver
1 bis 2 TL Meersalz

1. Backofen auf 180° C vorheizen.
2. Kürbisstreifen in einer mittelgroßen Schüssel gut mit Salz und Pfeffer vermischen.
3. ¼ Tasse Wasser in Sauteuse erhitzen.
4. Kürbisstreifen ins Wasser legen, Pfanne zudecken und Kürbis vorsichtig blanchieren, bis er gerade weich wird; dann jeden Streifen leicht mit einer Gabel durchstechen.
5. Pfanne vom Herd nehmen, Deckel entfernen, Kürbis auf Zimmertemperatur abkühlen lassen.
6. Kokosöl in einer anderen Sauteuse bei mittlerer Hitze schmelzen, Porree zugeben und 2 bis 3 Minuten sautieren, dann Pilze und Zucchini zugeben.
7. Weitere 3 bis 4 Minuten erhitzen, Knoblauch und Mangold zugeben.
8. Mischung in der Pfanne mit Grill- oder Nudelzange vorsichtig wenden, bis Mangold weich wird – aber ohne ihn anzubräunen.
9. Mischung mit Salz würzen und beseitestellen.
10. Für die Soße Cashewnüsse, Zitronensaft, Miso, Knoblauchpulver und Salz in der Küchenmaschine mixen.
11. Langsam ½ Tasse Wasser in die Mischung gießen, bis eine glatte, cremige, käseartige Soße entstanden ist. Sie sollte eher dicker sein, damit sie im Backofen zwischen den einzelnen Schichten bleibt.
12. Für die Schichten eine mittelgroße Auflaufform verwenden (20 x 20 cm sollte funktionieren, oder eine, die Sie sonst für Lasagne nehmen). Zuerst ein wenig Soße auf dem Boden des Backblechs verteilen.
13. Darüber eine Schicht gedünsteter Kürbisstreifen nebeneinander auflegen.
14. Etwas Cashewkäsesoße so gleichmäßig wie möglich und so dick, wie Sie wollen, darüber verteilen.
15. Etwas Gemüsemischung über der Käseschicht verstreuen.
16. Weitere Cashewkäseschicht darüber verteilen.
17. So lange schichten, bis alle Zutaten verbraucht sind; ganz oben sollte eine Cashewkäseschicht sein. Sie können hier aber nichts falsch machen; manche Köche fangen mit den Kürbis-„Nudeln“ an. Das bleibt Ihnen überlassen – gut schmecken wird es in jedem Fall.

18. 30 Minuten in den Backofen, bis die obere Cashewkäseschicht gebräunt ist und alle Schichten weich und miteinander verschmolzen aussehen.
19. Gericht abkühlen lassen, dann mit einem scharfen Messer (ein Steakmesser mit Wellenschliff eignet sich gut dazu) in rechteckige Stücke schneiden.
20. Stücke mit einem Pfannenwender auf Servierteller legen. Machen Sie sich nichts draus, wenn sie ein wenig zerfallen – sie schmecken immer noch unglaublich gut.

* Zur Zubereitung der Nudeln schneiden wir den Kürbis mit einem Messer in Streifen, da diese etwas dicker sein sollten, als man sie mit einem Gemüseschäler erzeugt. Wenn Sie aber einen Gemüseschäler oder -hobel verwenden, seien Sie vorsichtig beim Bewegen der papierdünnen Nudeln – das Blanchieren macht sie sehr zart, daher können sie leicht zerreißen.

Salate

Fein gehobelter Fenchelsalat mit Käse und Kräutern

ergibt 2 Portionen

¼ Tasse Miso

¼ Tasse Wasser

1 Handvoll vom Strunk getrennter Dill (ca. 3 bis 4 EL) *oder* 2 EL getrockneter Dill

2 EL Nährhefe

3 Fenchelknollen, fein gehobelt oder in dünne Scheiben geschnitten

¼ Tasse natives Olivenöl extra

Saft von 1 Zitrone

4 Tassen gemischtes Blattgemüse, dicht befüllt

1. Miso, Wasser, Dill und Nährhefe in einer Schüssel vermischen, um einen „Käse“ anzufertigen. Beiseitestellen.
2. Fenchel mit Olivenöl, Zitronensaft und Blattgemüse in einer großen Schüssel gut vermengen.
3. „Käse“-Mischung zugeben und vorsichtig schwenken, bis alles gut vermischt ist.
4. Mit zusätzlichen wohlschmeckenden Salatblättern servieren.

Eichelkürbiswedges mit asiatischem Kohlrabisalat

ergibt 2 bis 4 Portionen

1 großer Eichelkürbis

1 TL natives Olivenöl extra, etwas mehr für den Kürbis

1 Karotte, geschält und in dünne Scheiben geschnitten

1 kleiner Porree, weißer Teil dünn geschnitten, grüner Teil entfernt

2 Tassen Kohlrabi, geschält und gewürfelt (oder Brokkoliröschen)

1 EL Sesamöl

1 TL Nama Shoyu oder Tamarisoße (weizenfrei)

1 TL frischer Ingwer, fein gehackt

1 TL Knoblauch, fein gehackt

1 EL Apfelessig

Meersalz und frisch gemahlener schwarzer Pfeffer nach Geschmack

1. Backofen auf 230° C vorheizen.
2. Ungeschälten Kürbis in Wedges schneiden und in eine Auflaufform legen.
3. Wedges mit etwas Olivenöl beträufeln, dann Auflaufform in den Backofen geben und Kürbis backen, bis er gerade weich (d. h. dass man jedes Stück leicht mit einer Gabel durchstechen kann) und dunkel wird – ca. 25 bis 30 Minuten.
4. Karotte, Porree und Kohlrabi (oder Brokkoli) weich dünsten. Vom Herd nehmen und ohne Deckel abstellen, damit der Dampf abziehen kann.
5. 1 EL Olivenöl in einer kleinen Schüssel mit Sesamöl, Nama Shoyu oder Tamarisoße, Ingwer, Knoblauch und Apfelessig verrühren.
6. Gedünstetes Gemüse mit dem Dressing schwenken.
7. Ein paar Löffel Gemüse auf jeden Servierteller legen, die gerösteten Kürbiswedges darüber – und alles nach Geschmack mit Salz und Pfeffer würzen.

Lachs niçoise mit Pastinaken

ergibt 2 Portionen

Anders als bei dem bekannten Gericht verwenden wir hier weder Thunfisch noch Kartoffeln, sondern Lachs und Pastinaken.

4 mittelgroße Pastinaken, geschält und in grobe Stücken geschnitten

3 EL natives Olivenöl extra

Meersalz und frisch gemahlener schwarzer Pfeffer nach Geschmack

½ kg Kirschtomaten (vorzugsweise Sungold)

Saft von 1 Zitrone

8 EL Apfelessig

4 Tassen Rucola, dicht befüllt (etwa 2 Tassen pro Portion)

2 Dosen Lachs zu je 170 bis 225 g, im eigenen Saft oder in Öl

¾ Tasse Kalamata- oder schwarze Oliven, entkernt

1. Backofen auf 230° C vorheizen.
2. Pastinaken in eine Schüssel geben, mit Olivenöl und nach Geschmack mit Salz und Pfeffer würzen, schwenken, bis sie ganz überzogen sind.
3. Pastinaken nebeneinander auf ein Backblech legen.
4. Backen, bis sie weich sind – ca. 15 bis 20 Minuten.
5. Tomaten auf das Backblech geben, mit Pastinaken vermischen und für weitere ca. 8 Minuten backen, bis die Tomaten weich und runzlig sind.
6. Zitronensaft, Apfelessig und einen weiteren Spritzer Olivenöl in einer mittelgroßen Schüssel quirlen. (Am besten, Sie verwenden das Olivenöl, das nach Entfernen der Pastinaken und Tomaten auf dem Backblech bleibt, weil es noch warm und würzig ist.)
7. Auf einem großen Servierteller Rucola und Lachs und Oliven arrangieren, Pastinaken und Tomaten darüber anordnen, alles mit Dressing beträufeln.
8. Sofort servieren.

Kräutersalat mit schwarzen Oliven und Rotalgen

ergibt 2 Portionen

2 Handvoll junges Blattgemüse
15 frische Korianderblätter
15 frische Petersilienblätter
3 frische Schnittlauchstängel, grob gehackt
5 frische Basilikumblätter, zerpflückt
4 EL Dill, grob gehackt
Stück Salatgurke (etwa 8 cm), geschält und in dünne Scheiben geschnitten
1 Radieschen, in dünne Scheiben geschnitten
½ Avocado, gewürfelt oder der Länge nach in Scheiben geschnitten
¼ Tasse Sonnenblumensprossen
6 schwarze Oliven, entkernt und in Scheiben geschnitten
Rotalgen nach Geschmack (zum Garnieren)
natives Olivenöl extra nach Geschmack

1. Zutaten in Schichten aufeinanderlegen: ganz unten das Blattgemüse, dann die Kräutermischung (Koriander, Petersilie, Schnittlauch, Basilikum und

Dill), darüber Gurkenscheiben, Radieschen und Avocado, ganz oben die Sprossen.

2. Mit Oliven und Rotalgen bestreuen, Dressing aus Olivenöl nach Geschmack zugeben, servieren.

Warmer Grünkohlsalat mit Huhn

ergibt 2 Portionen

1 Hühnerbrust ohne Knochen

½ bis 1 TL Meersalz

1 EL Kokosöl

2 Knoblauchzehen, fein gehackt

1 große Schalotte, in dünne runde Scheiben geschnitten

2 TL Kapern

2 bis 4 Tassen Grünkohl (Sorte egal, nur die Blätter), grob gehackt

Saft von ½ Zitrone

¼ Tasse entkernte Oliven jeder Art (Kalamata-Oliven schmecken hier sehr gut), grob gehackt

natives Olivenöl extra zum Beträufeln

1. Hühnerbrust in dünne Streifen schneiden, leicht mit Meersalz würzen. Beiseitestellen.
2. Kokosöl in einer Sauteuse bei mittlerer Hitze schmelzen. Je heißer die Pfanne ist, desto geringer die Wahrscheinlichkeit, dass das Hühnerfleisch an der Pfanne festbäckt.
3. Hühnerstreifen zugeben und 1 Minute erhitzen, dann wenden.
4. Knoblauch, Schalotte und Kapern zugeben, vorsichtig schwenken.
5. Weitere 1 bis 2 Minuten erhitzen, dann Grünkohl zugeben.
6. Zitronensaft über den Grünkohl gießen, kurz umrühren und Pfanne zudecken.
7. Mischung kochen, bis der Grünkohl weich ist – ca. 2 bis 3 Minuten.
8. Oliven zugeben, mit etwas Olivenöl beträufeln und noch eine Prise Salz zugeben.
9. Warm servieren.

Caesar-Salat mit jungem Grünkohl

ergibt 1 bis 2 Portionen

⅓ Tasse Kürbiskerne, roh oder trocken geröstet

3 bis 4 Tassen junger Grünkohl, dicht befüllt – oder eine Mischung aus jungem Grünkohl, Mangold und Spinat

2 hartgekochte Eier, geschält und klein geschnitten

3 bis 4 EL Nährhefe

1 Tasse Butternusskürbis-Croutons

CLEAN Caesardressing (siehe Seite 199)

Für die Butternusskürbis-Croutons:

1 kleiner Butternusskürbis, geschält, entkernt und in kleine Würfel geschnitten

natives Olivenöl extra zum Bestreichen

3 Knoblauchzehen, fein gehackt

Meersalz und frisch gemahlener schwarzer Pfeffer nach Geschmack

1. Backofen auf 190° C vorheizen.
2. Für die Croutons: Würfelig geschnittenen Kürbis in Olivenöl, Knoblauch, Salz und Pfeffer schwenken, dann auf einem Backblech arrangieren und für 25 Minuten (oder bis die Stücke weich sind und zu karamellisieren beginnen) in den Backofen geben.
3. Backblech aus dem Backofen nehmen und beiseitestellen.
4. Kürbiskerne in eine kleine Bratpfanne geben und bei mittlerer Hitze (ohne Öl) anrösten. Wenn Sie trocken geröstete Kürbiskerne verwenden, können Sie diesen Schritt überspringen.
5. Kürbiskerne rösten, bis sie gebräunt werden und aufspringen. Häufig umrühren und darauf achten, dass sie nicht anbrennen. Aus der Pfanne nehmen und beiseitestellen.
6. Grünkohl oder Blattgemüsemischung in einer mittelgroßen Schüssel mit Eiern, Nährhefe, Croutons, gerösteten Kürbiskernen und dem Dressing schwenken, dann servieren.

Thai-Hühnersalat

ergibt 2 bis 4 Portionen

2 EL Kokosöl
1 Schalotte, fein gehackt
3 Knoblauchzehen, fein gehackt
½ kg Hühnerfleisch ohne Knochen, gekocht
Saft von 2 Limetten
2 bis 3 EL Fischsoße (Marke „Red Boat“)
1 etwa 2,5 cm großes Stück frischer Ingwer, geschält und gerieben
Stevia nach Geschmack
wahlweise: 1 bis 2 EL rote Paprikaflocken
3 Tassen Chinakohl, klein geschnitten
½ Tasse Karotten, geraspelt
½ Salatgurke, geschält und entkernt, grob gehackt
2 Frühlingszwiebeln, gehackt
12 Minzeblätter, fein gehackt
¼ Tasse Basilikumblätter, grob gehackt
4 bis 6 EL frischer Koriander, fein gehackt

1. Kokosöl in einer mittelgroßen Pfanne bei mittlerer Hitze erwärmen.
2. Schalotte und Knoblauch zugeben und sautieren, bis sie glasig werden – ca. 5 Minuten.
3. Huhn zugeben und anbraten, bis das Fleisch durchgehend gebräunt ist. Beiseitestellen und abkühlen lassen, dann klein schneiden oder schnetzeln.
4. Limettensaft, Fischsoße, Ingwer, Stevia und (wahlweise) rote Paprikaflocken in einer großen Schüssel zusammenrühren.
5. Hühnermischung, Chinakohl, Karotten, Gurke, Frühlingszwiebeln, Minze, Basilikum und Koriander zugeben und umrühren, damit sich alles gut vermischt. Sofort servieren. Hält sich 3 bis 4 Tage im Kühlschrank.

Salatdressings und -soßen

Walnuss-French-Dressing

1 Knoblauchzehe, geschält und fein gehackt

1 gehäufter EL Dijon-Senf

2 EL Apfelessig

8 EL Walnussöl

½ TL Meersalz

¼ TL frisch gemahlener schwarzer Pfeffer (mehr nach Geschmack)

Zutaten im Mixer vermengen, bis die Masse glatt ist. Hält sich 3 bis 4 Tage lang bei Zimmertemperatur in einem Glasgefäß.

CLEAN Ranchdressing

1 Tasse rohe Cashewnüsse, 2 bis 4 Std. in Wasser eingeweicht, dann abgegossen (oder trocken geröstete Cashewnüsse, ebenfalls eingeweicht)

3 Knoblauchzehen, fein gehackt

1 TL getrockneter Dill

½ TL Selleriesamen

Saft von 1 Zitrone

½ Tasse Kokosmilch

Meersalz und frisch gemahlener schwarzer Pfeffer nach Geschmack

2 EL frischer Schnittlauch, fein gehackt

1 EL frische Petersilie, fein gehackt

1. Cashewnüsse, Knoblauch, Dill, Selleriesamen, Zitronensaft und Kokosmilch im Mixer oder in der Küchenmaschine mixen, bis die Masse glatt und cremig ist.
2. Salzen und pfeffern nach Geschmack.
3. Schnittlauch und Petersilie zugeben und so lange mixen, bis sie gleichmäßig in der Masse verteilt sind.
4. In einem Gefäß im Kühlschrank aufbewahren.

Curry-Mandel-Soße

¼ Tasse Mandelmus

2 TL Currypulver

1 EL Nama Shoyu oder Tamarisoße (weizenfrei)

1 Prise Meersalz (oder nach Geschmack)

3 EL Wasser

1. Mandelmus, Currypulver, Nama Shoyu oder Tamarisoße und Salz in einer Schüssel verquirlen oder in der Küchenmaschine mixen.
2. Langsam Wasser zugeben, bis die Mischung glatt und cremig ist. Wenn Sie eine dünnere Soße wollen, dann langsam mehr Wasser zugeben. Hält sich 1 Woche im Kühlschrank.

Gepfeffertes Essig-Öl-Dressing

¼ Tasse natives Olivenöl extra

¾ Tasse Apfelessig

1 TL Dijon-Senf

½ TL Chilipulver

6 oder mehr gemahlene schwarze Pfefferkörner

1 Prise Meersalz

Zutaten in einem dicht verschließbaren Glasgefäß gut vermengen. Hält sich 1 Woche bei Zimmertemperatur.

Sesamdressing

2 EL Tahin

2 TL Kichererbsen-Miso

2 Knoblauchzehen, sehr fein gehackt

2 TL Sesamöl

1 ½ TL Zitronensaft

1 ½ TL Zwiebelpulver

⅛ TL Senfpulver

⅛ TL Cayennepfeffer

Stevia nach Geschmack

Zutaten verquirlen. In einem Gefäß im Kühlschrank aufbewahren.

CLEAN Caesardressing

1 Tasse rohe Cashewnüsse, 2 bis 4 Std. in Wasser eingeweicht, dann abgegossen

3 Knoblauchzehen, fein gehackt

3 bis 8 Sardellen (im eigenen Saft oder in Öl eingelegt), grob gehackt – nach Geschmack (fangen Sie mit 3 Stück an und geben Sie mehr zu, wenn Sie mehr Sardellengeschmack wollen)

1 EL Kichererbsen- oder Naturreis-Miso

1 EL Dijon-Senf

¼ Tasse Nährhefe

Saft von 1 Zitrone

3 EL Nama Shoyu oder Tamarisoße (weizenfrei)

3 EL natives Olivenöl extra

Meersalz und frisch gemahlener schwarzer Pfeffer nach Geschmack

Wasser zum Verdünnen (wenn notwendig)

1. Zutaten im Mixer oder in der Küchenmaschine mixen, bis die Masse cremig ist. Nur so lange Wasser zugeben, bis eine geschmeidige Konsistenz erreicht wird.
2. In einem Gefäß im Kühlschrank aufbewahren.

Spritziges Limetten-Koriander-Dressing

Saft von 2 Limetten

¼ Tasse natives Olivenöl extra

¼ Tasse frischer Koriander, fein gehackt

1 Knoblauchzehe, fein gehackt

1 TL gemahlener Kreuzkümmel

1 Prise Cayennepfeffer (oder mehr, wenn Sie es gern scharf haben)
Stevia nach Geschmack
Meersalz und frisch gemahlener schwarzer Pfeffer nach Geschmack

1. Zutaten verquirlen.

Hält sich 1 Woche im Kühlschrank.

Danksagungen

Vielen Dank an:

Meine Frau Carla und meine Kinder Grace, Judah und Uma Junger.

Meinen Vater Alberto, der mich von da oben beobachtet und beschützt.

Meine Mama Muky und Herbert Donner. Meine Schwestern Anabella und Andrea sowie an deren Partner Javier Rodriguez und Daniel Tugentman – und ihre Kinder Manuel und Clementina.

Das CLEAN-Team: Albert Bitton, Dhrumil Purohit, Kaya Purohit, Harshal Purohit, Hema Shah, John Rosania, Bonnie Gerlaugh, Robert Domingo, John Hand, Jessi Hinze, Jenny Nelson und Shannon Sinkin.

Meinen Lektor Gideon Weil.

Mein besonderer Dank gilt Dhrumil Purohit und John Rosania, die mich beim Schreiben dieses Buchs sehr unterstützt und die Leitsätze selbst verfasst haben.

Und alle meine Patienten und Leser.

Index

B

C

D

E

F

G

H

I

J

K

L

M

N

Q

R

S

T

U

V

W

Z

CLEAN

Das revolutionäre Entgiftungsprogramm zur Reaktivierung der Selbstheilungskräfte

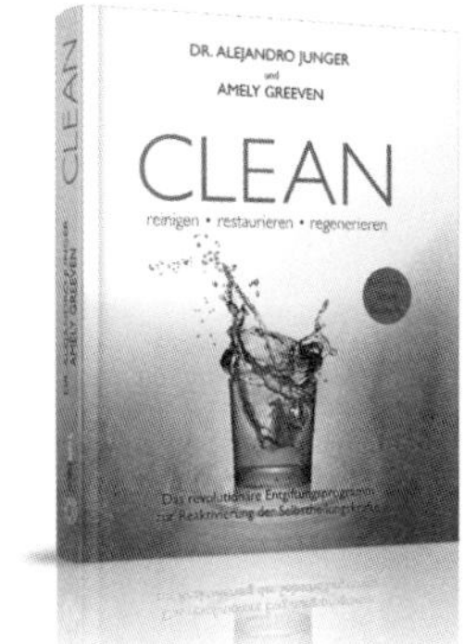

Das weltbekannte CLEAN-Programm ist eine moderne Entgiftungskur, die vom Kardiologen Dr. Alejandro Junger eigens so konzipiert worden ist, dass sie sich problemlos in unseren hektischen Alltag integrieren lässt.

Dr. Junger, der die Folgen unserer modernen Diät am eigenen Leib erfahren hat, berücksichtigt in seinem 21-Tage-Programm die medizinischen Grundlagen der wichtigsten Entschlackungs- und Fastenkuren aus Ost und West, sodass CLEAN dieselben positiven Effekte zeitigt – die Nebenwirkungen, wie etwa mangelnde Energie, hingegen minimiert. Zwei Flüssigmahlzeiten und eine feste CLEAN-Mahlzeit am Tag, die Sie aus einer Vielzahl an Rezepten auswählen können, liefern Ihnen die Energie für den Alltag, während der Körper Stück um Stück ins gesundheitliche Gleichgewicht zurückkehrt.

CLEAN reicht uns die Mittel in die Hand, den Entgiftungsprozess unseres Körpers optimal zu unterstützen, sodass er ausheilen und seine Selbstheilungskräfte reaktivieren kann. Täglich gewinnt die CLEAN-Community begeisterte Anhänger hinzu, denn das Programm hält, was es verspricht: chronische Gesundheitsprobleme verschwinden schlagartig, Übergewicht schmilzt förmlich dahin, und viele erfahren erstmals im Leben, was es heißt, wahrhaft gesund zu sein.

„Das CLEAN-Programm wirkt. […] Ich habe viele meiner Freunde von dem Programm überzeugen können, und ein jeder hat immens davon profitiert – die positiven Erfahrungen reichen von Gewichtsverlust über geistige Klarheit bis hin zur Bewältigung von chronischer Depression. Was in diesem Buch an Weisheit und Wissen steckt, ist überaus hilfreich und kann ihr Leben verändern.“ (Gwyneth Paltrow)

„Mit der scharfsichtigen Erkenntnis, dass Körper und Geist eng miteinander vernetzt sind, stellt CLEAN den Entgiftungsprozess sowohl als spirituelle wie auch als körperliche Notwendigkeit heraus. Dr. Junger hat uns einen Leitfaden gegeben, der uns nicht nur zu mehr Gesundheit, sondern auch zu mehr Lebensfreude verhilft.“ (Marianne Williamson, Autorin von „The Age of Miracles“)

„Alejandro Junger, ein äußerst charismatischer Uruguayer, ist im Begriff, der Star der Entgiftungsszene zu werden.“ (Elle)

„Ein Plan, der auf ganzheitlicher Ernährung fußt und den gesamten Körper einbezieht […] entworfen von einem Experten für innere Reinigung.“ (Chicago Tribune)

346 Seiten ISBN 978-3-944887-15-9 19,80 €